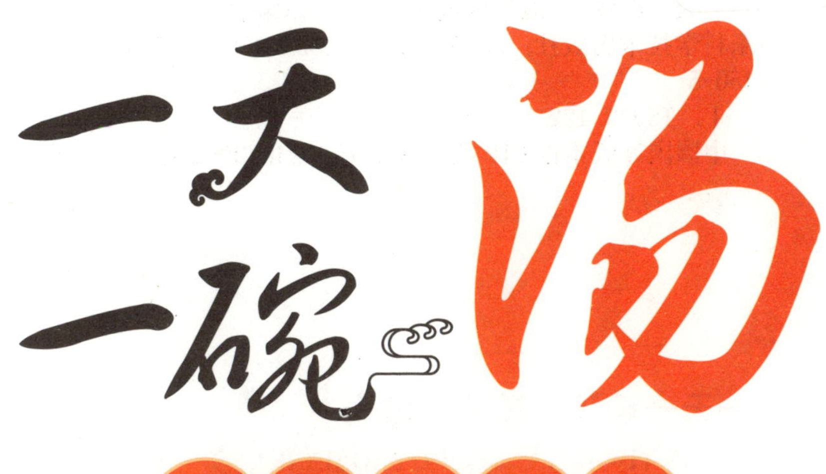

滋补保健康

周晓东　编著

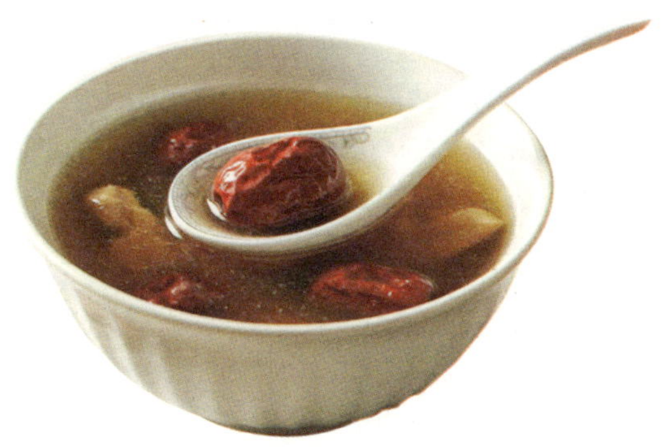

山东科学技术出版社

·济南·

图书在版编目（CIP）数据

一天一碗汤 : 滋补保健康 / 周晓东编著. -- 济南 : 山东科学技术出版社, 2025. 1. -- ISBN 978-7-5723-2450-5

Ⅰ. TS972.122

中国国家版本馆 CIP 数据核字第 20248Y20H2 号

一天一碗汤：滋补保健康

YITIAN YIWAN TANG: ZIBU BAO JIANKANG

责任编辑：李宏滨　孙雅臻

主管单位：山东出版传媒股份有限公司

出 版 者：山东科学技术出版社

地址：济南市市中区舜耕路 517 号

邮编：250003　电话：（0531）82098088

网址：www.lkj.com.cn

电子邮件：sdkj@sdcbcm.com

发 行 者：山东科学技术出版社

地址：济南市市中区舜耕路 517 号

邮编：250003　电话：（0531）82098067

印 刷 者：三河市南阳印刷有限公司

地址：河北省三河市杨庄镇杨庄村

邮编：065200　电话：（0316）3654999

规格： 24 开（185 mm × 210 mm）

印张： 5　**字数：** 128 千

版次： 2025 年 1 月第 1 版　**印次：** 2025 年 1 月第 1 次印刷

定价： 49.80 元

前言

PREFACE

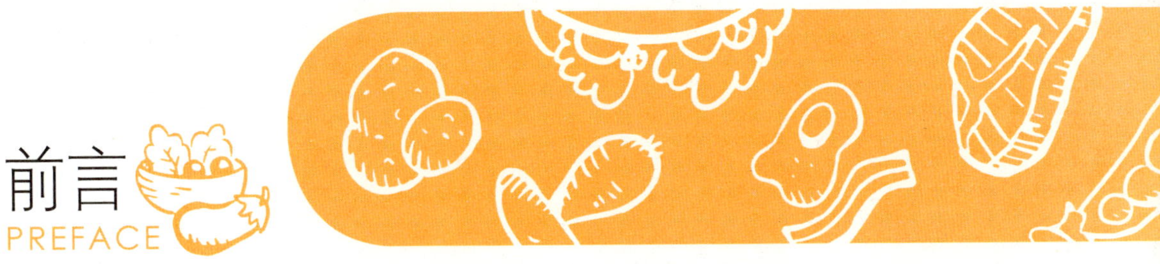

随着生活水平和健康意识的日益提高，人们对生活品质与饮食营养的要求也越来越高。不仅要吃得饱、吃得好，吃得健康更成为人们越来越关心的话题。

汤，作为中式饮食的重要组成部分，在南方地区有着深厚的文化底蕴，在广东就有“宁可食无肉，不可饭无汤”的传统。近年来，随着健康饮食观念的普及，汤也成了北方地区餐桌上常见的菜品，受到人们的欢迎。

中国自古以来就有“药食同源”的理论，许多食物，在给身体补充营养的同时，也能起到防病祛病、养生保健的作用。经常喝汤有益身体健康。首先，汤是由水和其他食材煲制而成，所以喝汤可以补充水分，保持身体的水平衡；其次，很多蔬菜和水果中的营养素，如维生素 C、维生素 B 族等是水溶性的，在煲汤时，这些营养素可以溶解在汤中，方便我们摄取这些水溶性营养素；再次，由肉类、鱼类、豆类等食材制作而成的汤中含有丰富的蛋白质和矿物质，尤其是镁、铁和锌这三种矿物质，在增强人体免疫力、维持人体健康中扮演着不可

或缺的角色。此外，喝汤还有帮助消化、促进吸收的作用，有助于营养的摄取和消化系统的健康。对于想减肥的人群，汤也是一种不错的饮食选择。尤其是饭前喝汤，能增加饱腹感，减少高热量食物摄入，对减肥有很好的辅助作用。

依据个人喜好、口味以及体质特点精心选料，煲一锅适合自己的汤，不仅是对生活的一种调剂，也是对自己身体的关爱、呵护。需要注意的是，煲汤一定要选择新鲜的食材，以保证汤的营养价值。

为了让每一个人都学会煲汤，煲出好汤，喝出健康好身体，我们编写了本书《一天一碗汤：滋补保健康》。书中，我们不仅分类介绍了各种汤的营养成分与功效，让您一目了然、“对症喝汤”，还详尽地讲解了每道汤的食材配料、烹调技巧和操作步骤，让你一看就懂、一学就会，即使您是厨房小白，也能轻松上手，做出美味可口的汤。

一碗营养美味的汤，其魅力不仅在于唤醒味蕾、滋补身体，更在于它能在繁忙的一天结束后，成为我们犒劳自己和家人的最佳方式。愿本书成为您煲汤养生的贴心指南，让汤的温暖与滋养伴随您和家人的每一天。

目录 CONTENTS

目录 CONTENTS

第五章

防病祛病汤

目录 CONTENTS

第六章
改善亚健康汤

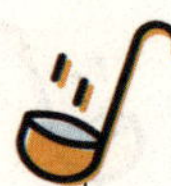

改善疲劳乏力

调理代谢失调

第一章

煲一碗养生汤

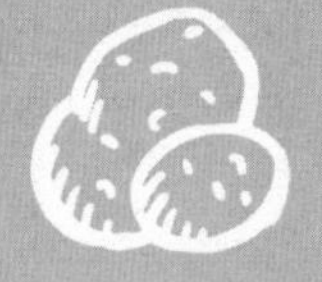
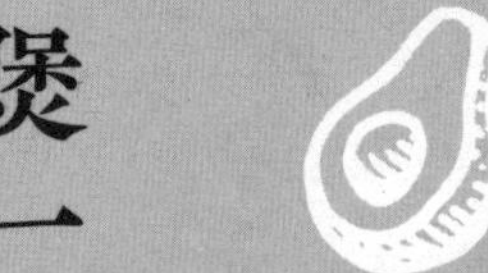
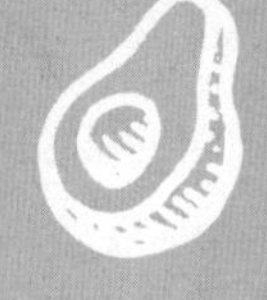
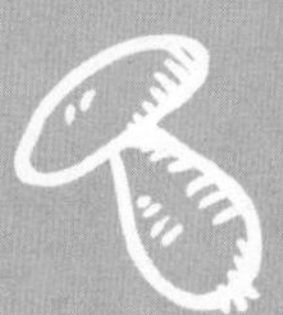

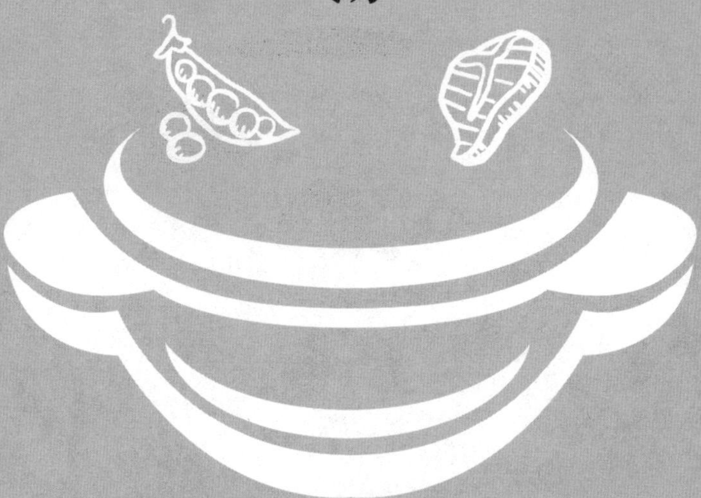

一天一碗汤，营养又健康 ▽

汤，不仅味道鲜美可口，可以让人大饱口福，还营养丰富，易于消化，对人的健康大有裨益。喝汤对人的好处主要有以下三点。

1. “饭前一碗汤，胜似良药方”。饭前喝汤，可以刺激胃口、润肠、增进食欲，还可以增强饱腹感，减少食物热量的摄入，很适合有瘦身需求的人士。

2. 饭后喝汤，有利于食物的消化吸收，尤其适合消化功能弱、体质差的人群。

3. 中医学认为，喝汤有利咽润喉、健脾开胃、温中散寒、补气养血、滋阴润燥、利水消肿、补益强身等多种功效。在养生、保健、美容、食疗方面，汤也有着重要的作用。比如，常喝黄瓜汤可减肥、美容，喝鲫鱼汤可以通乳水，喝虾皮豆腐汤可壮骨、促进儿童生长发育等。

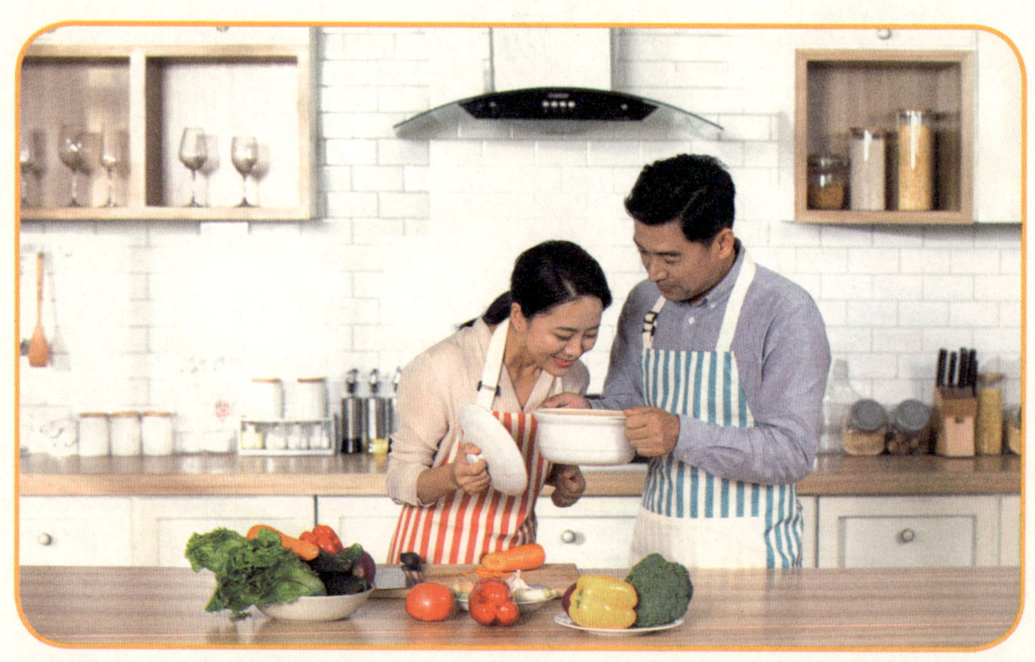

步骤正确，才能煲一碗好汤▽

所谓“细节决定成败”，煲一锅好汤也是有讲究的，不仅要细心，而且操作步骤不能出错。

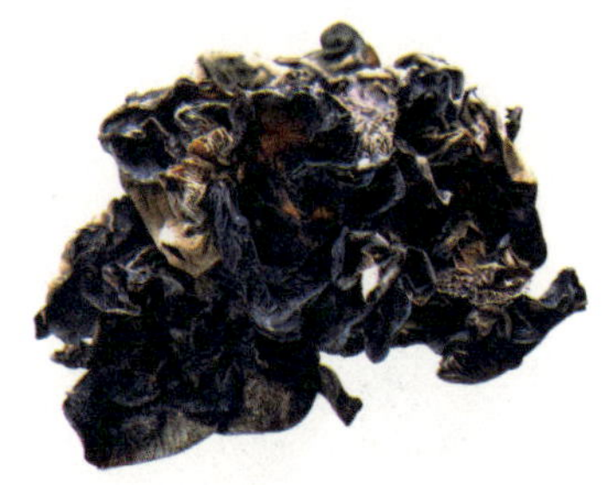

1. 煲汤前的食材准备。一些干货，如干香菇、干木耳等，需要提前泡发、洗净，这样营养才能吸收。一些肉类和带骨的食材，需先用冷水浸泡约1小时，以去除血水、杂质，并让肉质松软，然后在沸水中汆烫，撇去浮沫，捞出用清水清洗，这样可以清除剩下的血水、膻腥味、部分脂肪，同时使汤清而不浊、不过分油腻。

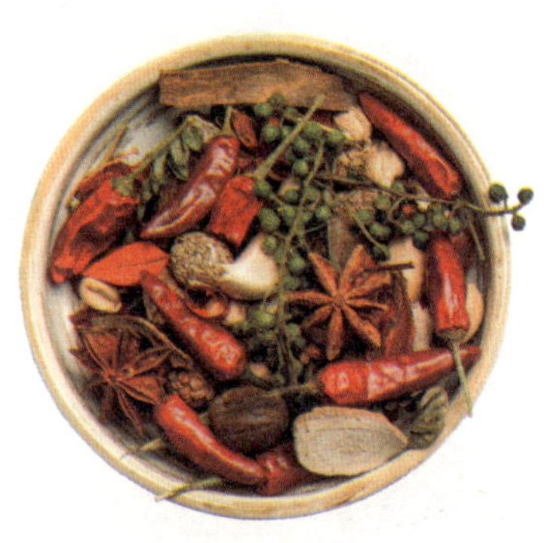

2. 食材入锅顺序。煲汤时，因为有的食材容易熟，有的不容易熟，所以应先放入不易熟的食材，后放入容易熟的食材。一般来讲，先把肉类放进锅，加入一些调料如姜、料酒，待肉汤的滋味出来后，再按照“先硬后软”的顺序，加蔬菜和其他食材，比如先放冬瓜，再放粉条，最后放豆腐。蒜、味精、香油等调味料不宜先放，以免影响汤的原汁原味。

需要注意的是，由于盐具有很强的渗透作用，过早放入会使汤中的蛋白质凝固，变得难以溶解，还会使食材中的水分流失，变得口感干柴，影响汤的鲜味、色泽，所以盐要最后放。

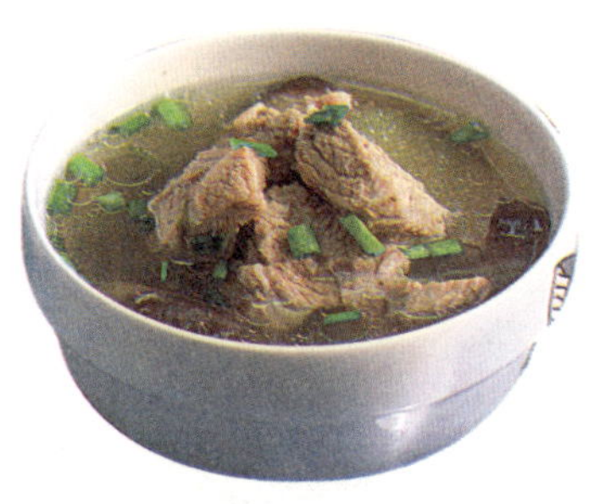

3. 配水要合理。煲汤时，水温、水量都直接决定汤的口味，所以，煲汤的用水量应以没过所有食材为佳，一次加够，中途不要加水。肉类食材遇冷会收缩，导致蛋白质不易溶解，影响汤的口味，即使加热水也会使汤的味道打折扣。

营养食材，养生汤之基本 ▽

煲一锅好汤，食材的选择至关重要，直接关系到汤的味道和营养价值。那么，哪些食材适合煲汤呢？以下食材都是不错的选择。

玉米 玉米味甘，性平，含有丰富的膳食纤维、维生素A、玉米黄质、叶黄素、不饱和脂肪酸、淀粉、钙、磷、铁、镁、硒等，可以促进肠道蠕动，改善肠胃功能，健脾益胃，防癌抗癌，延缓衰老，对抗眼睛老化现象，适合便秘、消化不良、动脉硬化、冠心病、心肌梗死及血液循环障碍等患者食用。

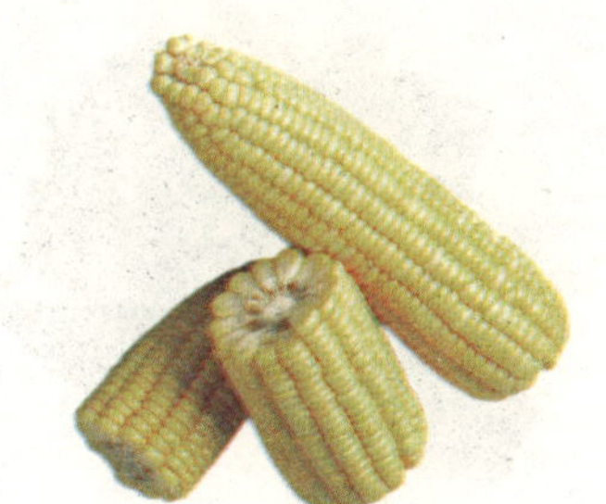

冬瓜 冬瓜中富含包括维生素C在内的多种维生素和钾等微量元素、丙醇二酸，且脂肪含量很低，具有消肿、减肥、消暑生津、降血糖、调节新陈代谢等功效，很适合高血压、肝硬化、糖尿病患者和减肥人士食用。

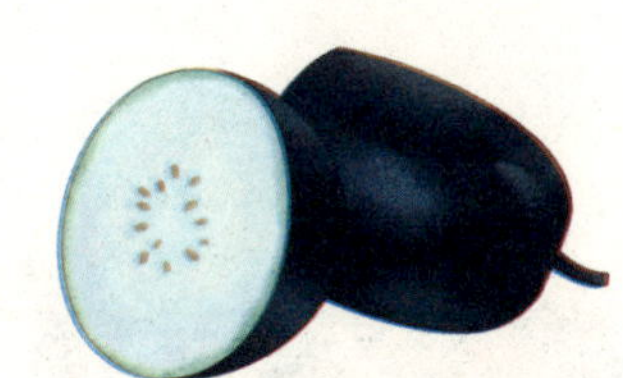

白萝卜 白萝卜味甘、辛，性微凉，富含多种氨基酸、多种维生素、葡萄糖、蔗糖及钙、磷、铁等矿物质，有健胃消食、生津止渴、润肺止咳、软化血管等功效。此外，白萝卜中还含有可以有效分解致癌物亚硝胺的木质素，是理想的抗癌食物。

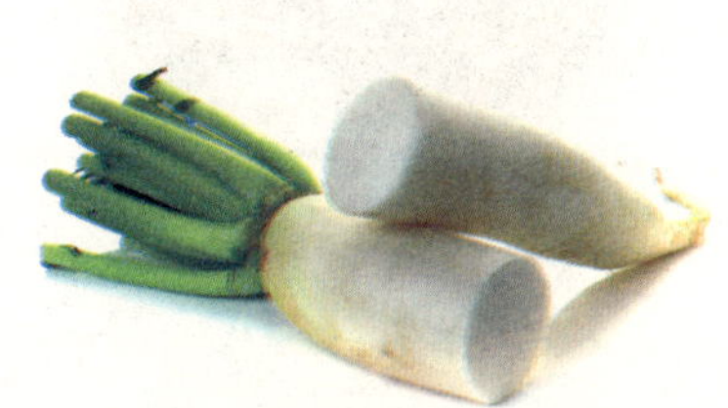

豆腐 豆腐味甘、咸，性寒、平，营养价值非常高，富含蛋白质和多种维生素、卵磷脂、钙、铁等，具有清热生津、补虚润燥、宽中益气等功效，且热量低，容易吸收，适合糖尿病、肥胖症等患者食用，尤其适合儿童、老年人和脾胃虚弱人群食用。

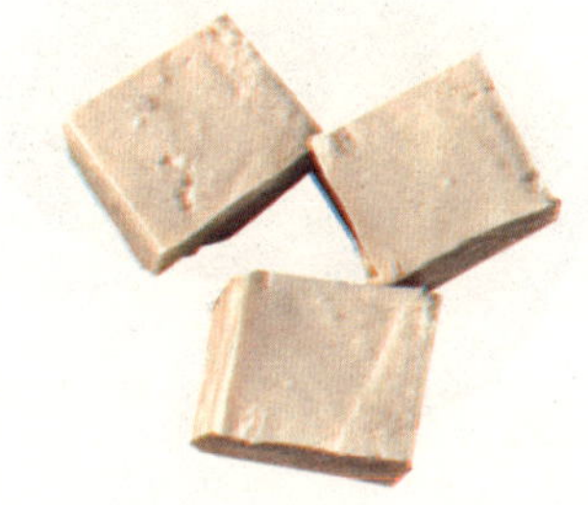

香菇 香菇有“菜中之魁”的美称，它含有蛋白质、多种维生素、多种酶、钙、磷、铁、钾等矿物质，且低脂肪、低热量，有降胆固醇、降血压、防癌抗癌、增强身体抵抗力、预防骨质疏松的作用。此外，香菇中还含有许多蔬菜缺乏的麦角醇，它经过紫外线照射后可转化为维生素D，能促进体内钙质的吸收。

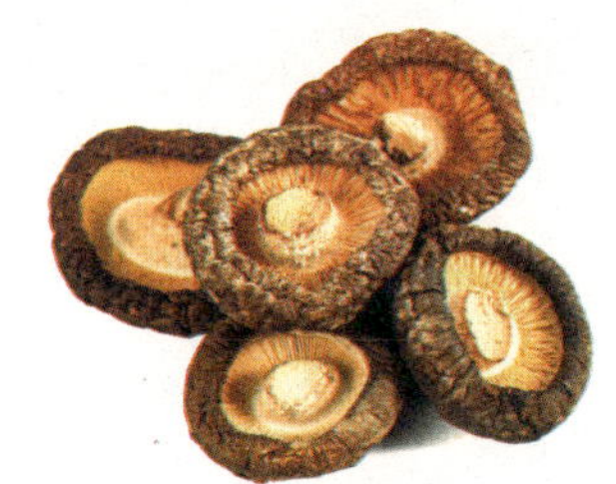

排骨 排骨中富含蛋白质、钠、铁、钙、骨胶原等，且很容易被人体吸收，具有提高骨髓的造血功能、壮腰膝、补虚弱、强筋骨、延缓衰老等功效，非常适合儿童和中老年人食用。

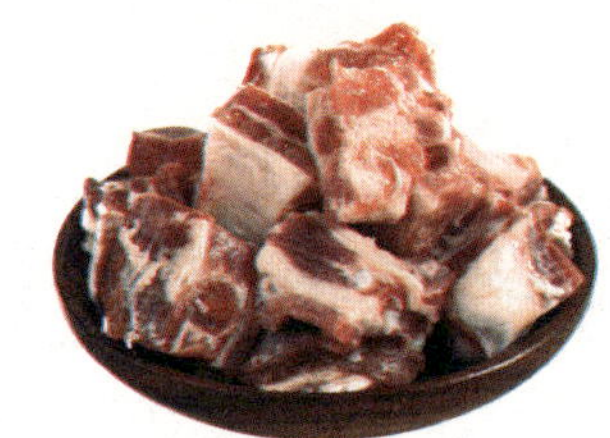

猪蹄（猪脚） 猪蹄味甘、咸，性平，富含胶原蛋白，有防止皮肤起皱、增强皮肤弹性、延缓衰老、补虚弱、填肾精、健腰膝、驱寒热等功效，很适合发育期的青少年、有骨质疏松症状的中老年人、血虚症者和产后缺乳者食用。

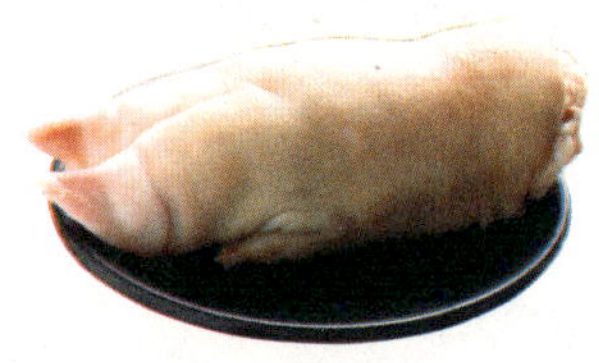

牛肉 牛肉味甘，性平，富含优质蛋白质和锌、钙、钾、铁等矿物质，具有益气补血、强健筋骨、除湿气、消水肿、化痰息风、滋养脾胃等功效。牛肉汤尤其适合面目发黄、体质虚弱、贫血易病、筋骨酸软的人食用，但脾胃虚弱者需慎食。

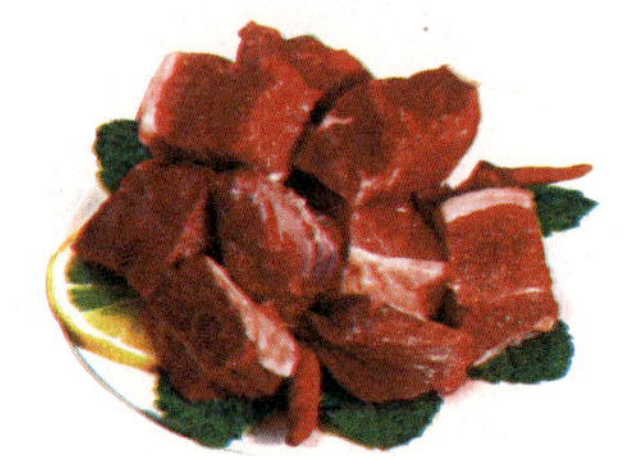

鲤鱼 鲤鱼味甘，性平，富含优质蛋白质、多种矿物质和不饱和脂肪酸，有健脾开胃、益气利水、通乳除湿、降低胆固醇以及防治动脉硬化、安胎等功效，非常适合脾胃虚弱、食欲不振、胎动不安、产后缺乳、肾炎水肿的人食用。

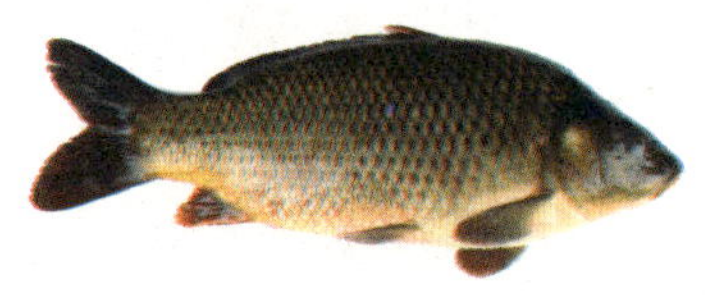

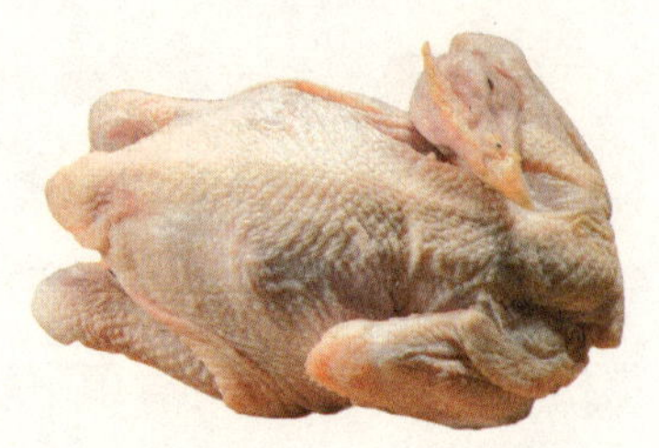

鸡肉 鸡肉味甘，性温，含蛋白质、多种维生素、牛磺酸、脂肪等营养元素，有滋养五脏、补精益、健脾益气等功效，可调治面色萎黄、畏寒怕冷、手足冰凉、产妇缺乳、月经不调、体虚乏力等病症。鸡肉汤富有营养、香味浓郁、食疗效果好，深受大众欢迎。

选对器具，方能煲一碗好汤 ▽

所谓“工欲善其事，必先利其器”，煲一锅好汤，器皿的选择也很重要。好的煲汤器具可以使食材的鲜味相互融合，让精华融进汤里，使汤色香味俱全。我们来看看常见的煲汤工具吧！

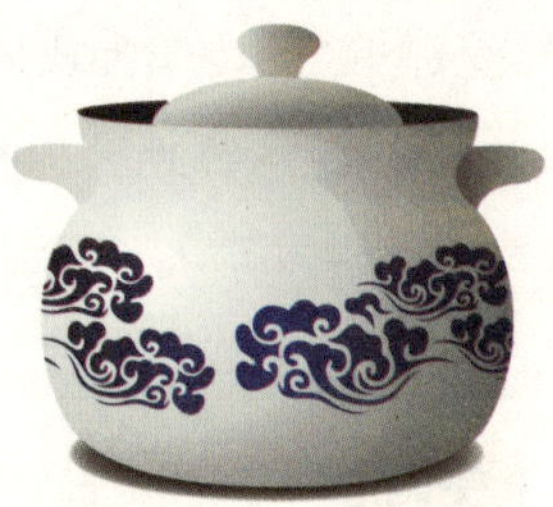

砂锅 砂锅传热均匀，散热慢，保温效果好，有较好的通气性、吸附性，适合小火慢慢煲煮，可以让汤汁浓郁、鲜美且不丢失原有的营养成分，但缺点是容易龟裂。

砂锅使用技巧

1. 新买的砂锅要先煮米汤，这样可以封住砂锅壁上细小的孔眼，有效防止渗水，使砂锅不易炸裂。长时间不使用的话，用报纸将其包好，并在里面放置两块木炭，这样可有效吸收异味、防止受潮。

2. 清洗砂锅前，需使砂锅自然冷却。

3. 砂锅容易因热胀冷缩而开裂，所以不要干烧砂锅，也不要用砂锅炒菜。

4. 因为砂锅比较吸味，所以熬药、炖肉、煲汤的砂锅要区分开。

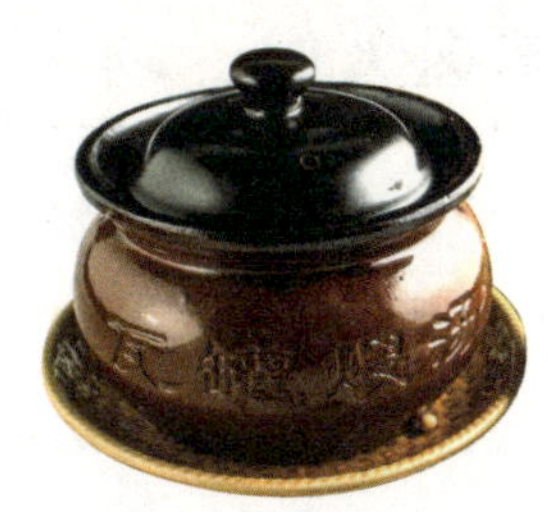

瓦罐 瓦罐是一种专门用来煲汤的工具，通气性、吸附性好，具有传热均匀、散热缓慢等特点。用瓦罐煨出的汤，鲜醇美味，具有很高的营养价值。瓦罐“大肚能容”，适合一家人共享。与砂锅相比，瓦罐的耐热、耐冷程度都更胜一筹。

使用瓦罐时，注意不要将刚煲过汤的瓦罐放在地上，以免温差太大造成炸裂。清洗瓦罐时，也需等它自然冷却后再清洗。

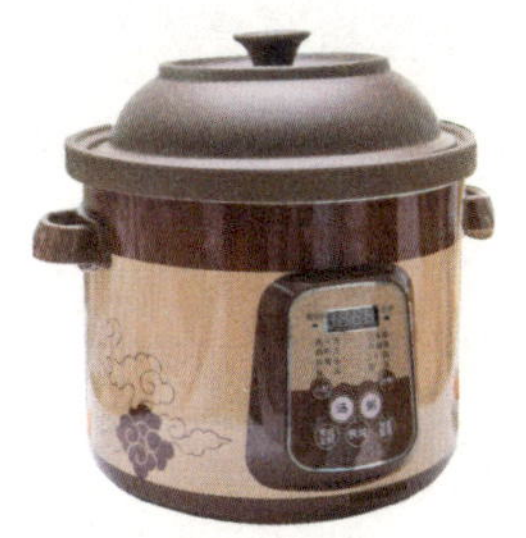

电炖锅 电炖锅原理和砂锅一样，但不见明火。电炖锅可预设定时，非常适合上班族，但煲汤时间较长。

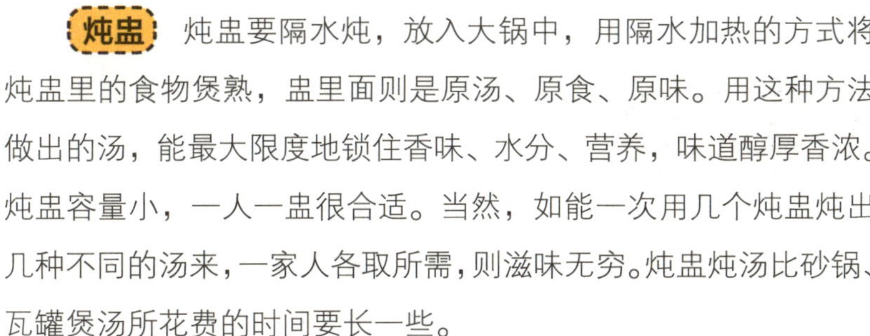

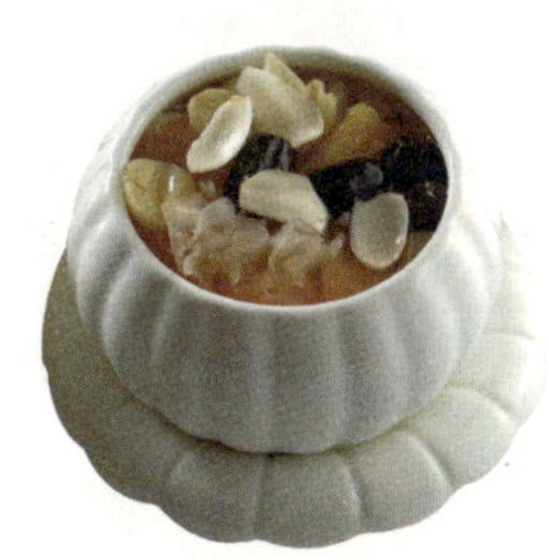

炖盅 炖盅要隔水炖，放入大锅中，用隔水加热的方式将炖盅里的食物煲熟，盅里面则是原汤、原食、原味。用这种方法做出的汤，能最大限度地锁住香味、水分、营养，味道醇厚香浓。炖盅容量小，一人一盅很合适。当然，如能一次用几个炖盅炖出几种不同的汤来，一家人各取所需，则滋味无穷。炖盅炖汤比砂锅、瓦罐煲汤所花费的时间要长一些。

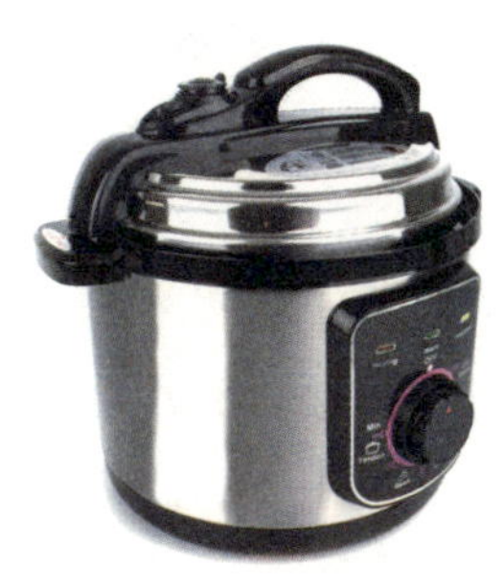

电饭锅和高压锅 电饭锅和高压锅也可以用来煲汤。电饭锅煲汤，水分流失比较严重，汤水浓稠。高压锅煲汤快，但食物融入汤中的时间不足，汤比较寡淡，不如砂锅煲出的汤美味；可以在汤煲好后，打开锅盖再煲 10~20 分钟，使汤更浓稠一些。

掌握火候，功夫到家自然营养 ▽

所谓“人熬汤，汤熬人”，要想煲好一锅汤，对火候的要求很高。

煲汤时，火候的要诀是“大火烧沸，小火慢炖”，即大火烧滚后，再以小火慢炖，以汤水能够开着为好，这样有利于营养慢慢融入汤里，使汤营养丰富，既清澈又浓醇。如果一直大火，汤水保持大滚大沸的状态，那么水分容易流失，汤也很难煲出香味。

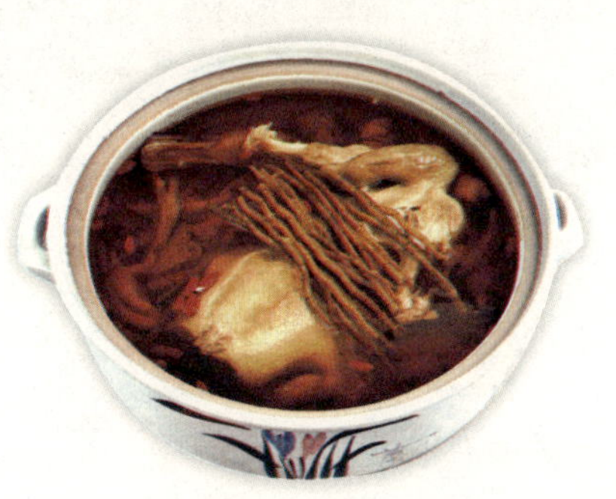

煲汤的时间也很重要，并非煲得越久越好，而与食材有关。一般情况下，煲汤时间：果蔬 20 分钟左右，五谷杂粮 50 分钟左右，鱼 30 分钟左右，肉类 1 小时左右。

煲汤调味料，提香必不可少 ▽

一碗好汤，需要鲜美可口，然而，有些食材本身的味道使人厌烦，影响食欲，比如鱼虾有较重的腥味、牛羊肉有膻味等。用这些食材煲汤，除了要事先处理外，为提高汤的口感，还可适当加一些调料，来去腥增香，使汤更加鲜美。常用的调味料有姜、葱、蒜、八角、料酒、干红辣椒、香油等。除常用调料外，柠檬、绿茶、橘皮等也可用于提鲜。

姜 姜也称生姜，味辛，性温，有发汗解表、温中止呕、温肺止咳等功效。用作调料时，可使菜肴增味添香。生姜特有的辛辣味还能刺激食欲。

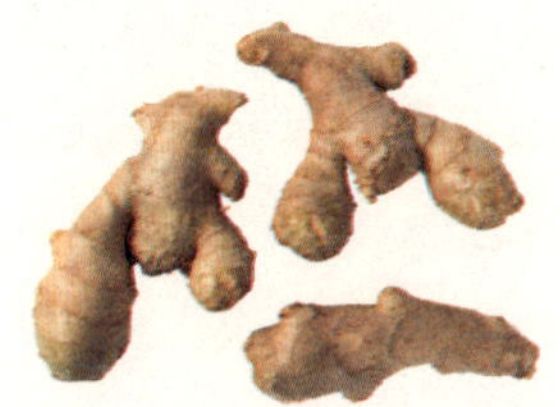

葱 葱味辛，性温，有通阳活血、驱虫解毒、发汗解表等功效。北方的葱多以大葱为主，用作调料可增加菜肴的口感和风味。南方多产小葱，又称香葱，可生吃或拌凉菜，用作调料能为菜肴增添香气和味道。

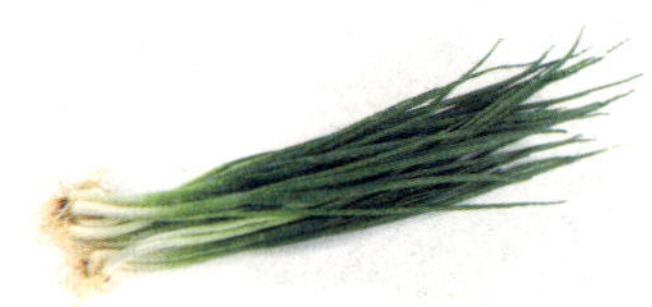

蒜 蒜味辛，性温，含有多种维生素、多种氨基酸、微量元素、大蒜素等，被誉为“天然抗生素”，有解毒、杀虫、散寒化湿、暖脾胃等功效，适用于风寒感冒、腹泻等症状。蒜用作调料，可提高食物的口感和风味，使菜肴更加美味可口。

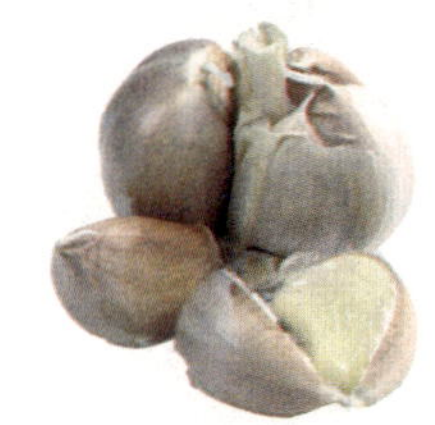

八角 八角又名大茴香，是八角树的果实。其性温，味甘辛，有温中健脾、温阳散寒、理气止痛等功效，能除肉中臭气，使之重新添香。

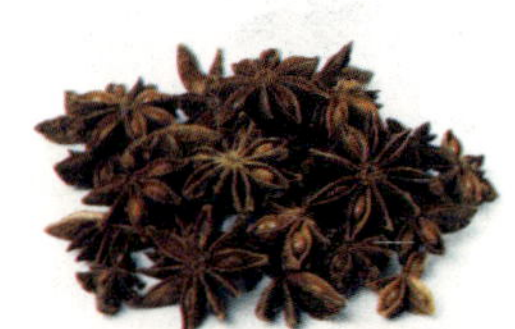

料酒 啤酒、葡萄酒、黄酒、白酒均可用作料酒，其中黄酒的烹饪效果最好。料酒能够使汤去腥，还能使鱼类、肉类、贝类溶解一部分油脂，让汤品更加鲜美。

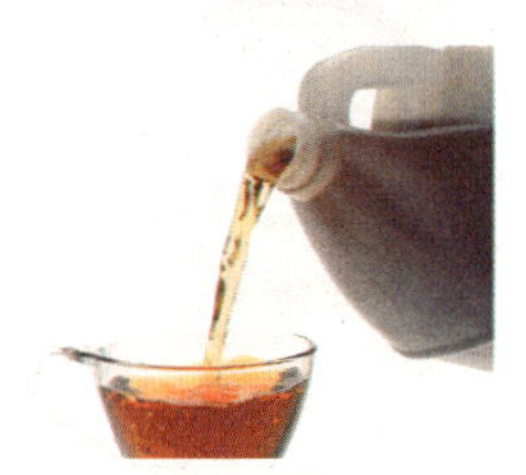

醋 醋性温，味酸苦，是糖醋味菜肴的主要原料，常用于拌菜、熘菜和制作腥味较重的菜肴。醋用作调料可以提味增香、中和过于油腻或重口味的菜肴，使其口感更加清爽。较著名的醋有山西老陈醋和江苏镇江的香醋。

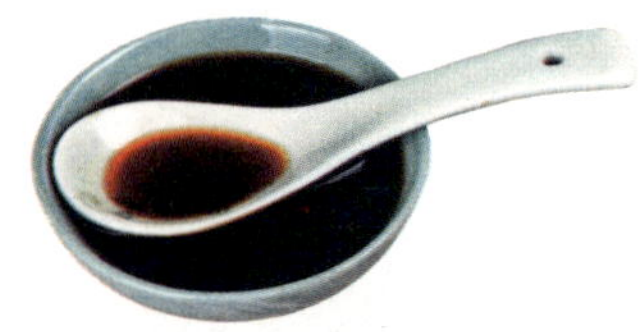

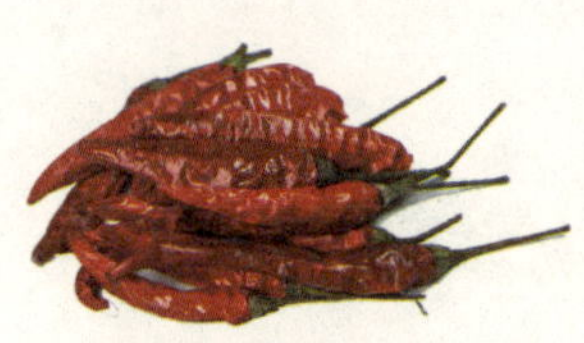

干红辣椒 干红辣椒味辛，性热，是辣椒经晾干后的制品，含有大量的辣椒素，具有开胃消食、暖胃驱寒、保护心脏、促进血液循环、降低血压、止痛散热、降脂减肥、改善皮肤健康等功效。干红辣椒用作调料，能够为食物增添辛辣的味道和香气。

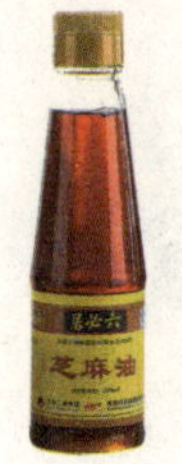

香油 香油又称芝麻油、麻油，是从芝麻中榨取的油脂，味甘，性微寒。香油含有脂肪酸、维生素 E 等，有润肤生肌、延缓衰老、润肠通便、清热解毒、强筋健骨、改善血液循环等功效，适用于冠心病、皮肤病患者。香油用作调味料，可去腥臊而生奇香。

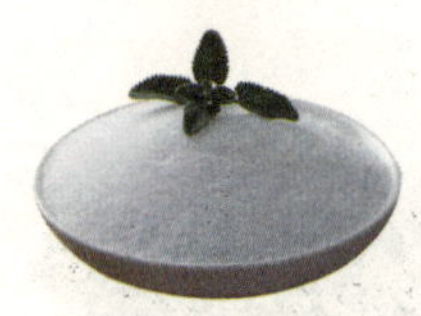

味精 味精的化学成分主要为谷氨酸钠，易溶于水，主要作用是增加食品的鲜味，引起人的食欲。味精应在汤品即将出锅前加入。

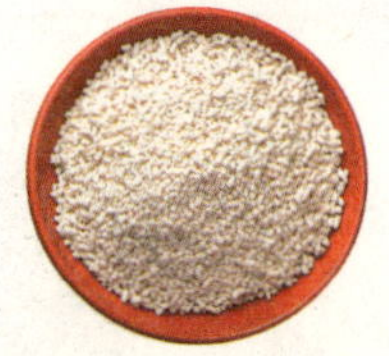

鸡精 鸡精的主要原料为鸡肉粉、味精、食用盐等，用作调料，有提味增鲜、解腻、促进人的食欲、补充营养物质等作用。鸡精应在汤品即将出锅前加入。

汤里加中药，滋补大不同 ▽

煲汤时加一些中药，可以使汤更有营养，滋补效果更好。下面介绍一些常用的煲汤药材。

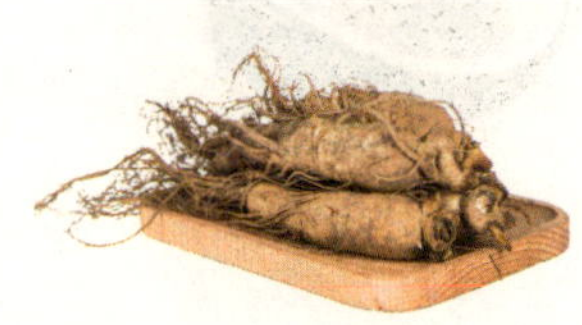

人参 人参味甘、微苦，性平，具有大补元气、生津、安神增智、补脾益肺等功效，对于气虚欲脱、津伤口渴、心力衰竭、心神不安、失眠多梦等症状有辅助食疗效果。

当归　当归味甘、辛，性温，有活血止痛、补血调经、散寒、润肠通便等功效，对于月经不调、痛经、闭经、面色萎黄、虚寒腹痛、肠燥便秘等症状有辅助食疗效果。

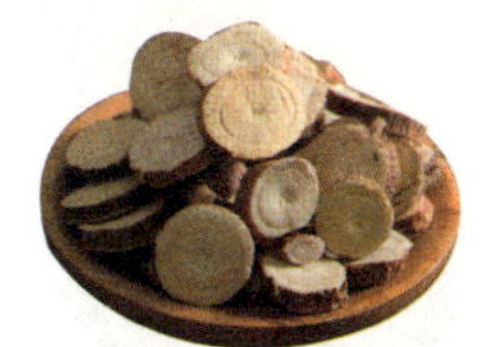

红枣　红枣又称大枣、枣子等，味甘，性温，具有健脾和胃、补中益气、养血安神等功效，还有较高的美容养颜价值。常食大枣，可以滋润肌肤，防止黑色素在表皮沉淀，有效减少老年斑的产生，所以民间有“要想皮肤好，粥里放大枣”的俗语。红枣主要适用于脾虚食少、倦怠无力、失眠、便溏、血虚萎黄等症状。

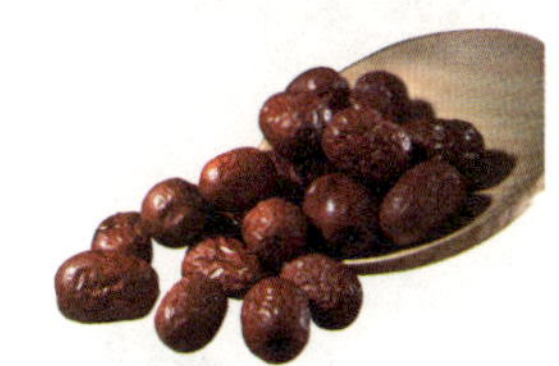

枸杞　枸杞味甘，性平，含有核黄素、烟酸、胡萝卜素、抗坏血酸、氨基酸等，有益精明目、滋补肝肾等功效，对于虚劳精亏、腰膝酸痛、阳痿、遗精、目昏不明、内热消渴等症状有辅助食疗效果。

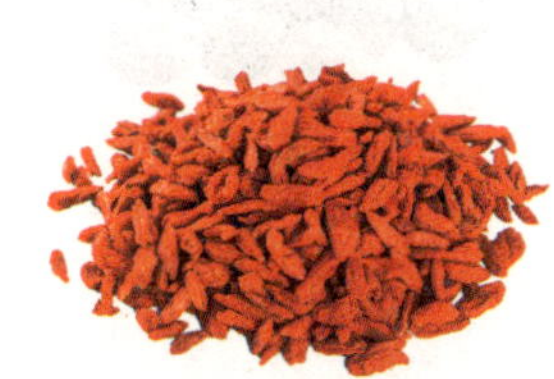

冬虫夏草　冬虫夏草味甘，性温，含有多种人体所必需的氨基酸、维生素及钙、钾、铬等营养元素，有补肾益肺、止血化痰等功效，对于遗精、阳痿、腰膝酸痛、久咳虚喘、劳嗽痰血等症状有辅助食疗效果。

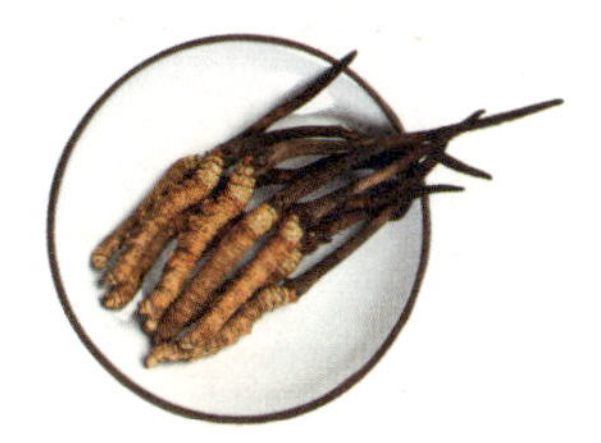

银耳　银耳又称雪耳、白木耳等，味甘，性平，含有天然植物性胶质、银耳多糖、葡萄糖、粗纤维、B族维生素、蛋白质、铁、锰、钠等，具有滋阴润肺、养胃生津等功效，适用于津少口渴、虚劳咳嗽、病后体虚、气短乏力等症状人群，是四季皆宜的保健食品。

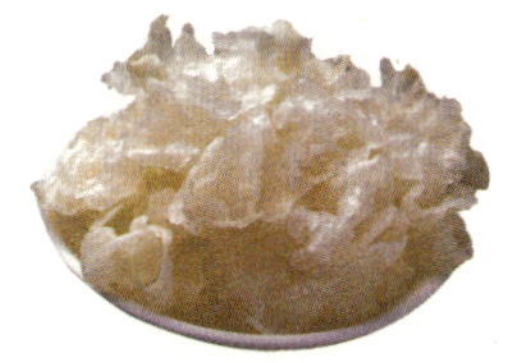

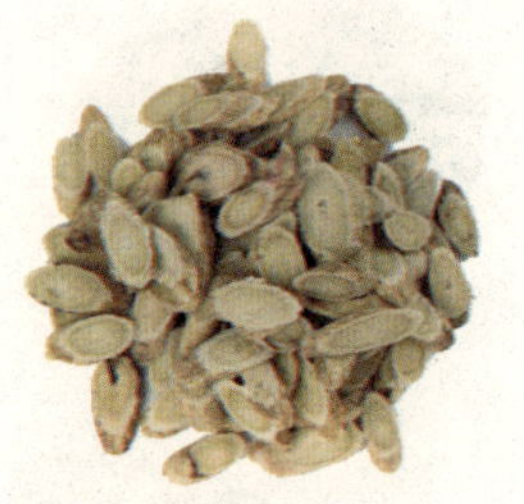

黄芪 黄芪味甘，性微温，有升阳举陷、益卫固表、健脾补中、利尿、托毒生肌等功效，对于气虚自汗、脾气虚、肺气虚，以及气血亏虚、疮疡溃久难敛、气虚水肿、内热消渴等症状有一定效果。

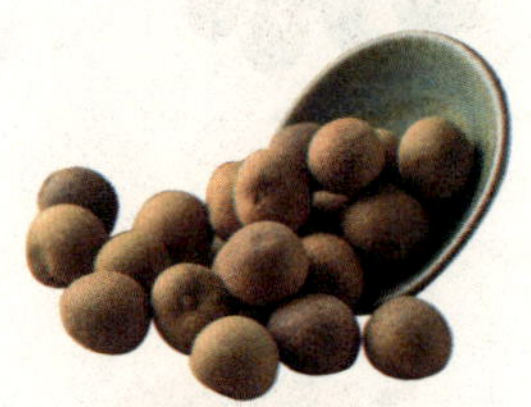

桂圆 桂圆又称龙眼，味甘，性温。干桂圆含有蛋白质、脂肪、核黄素、烟酸、维生素 C、钙、磷、铁等，具有益心脾、补气血、增强记忆力等功效，适用于面色萎黄、少气乏力、心悸、失眠健忘等症状人群。

第二章

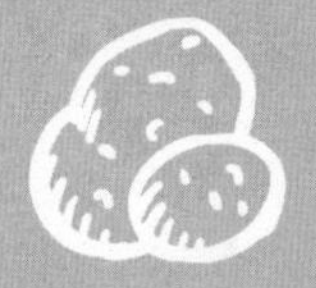

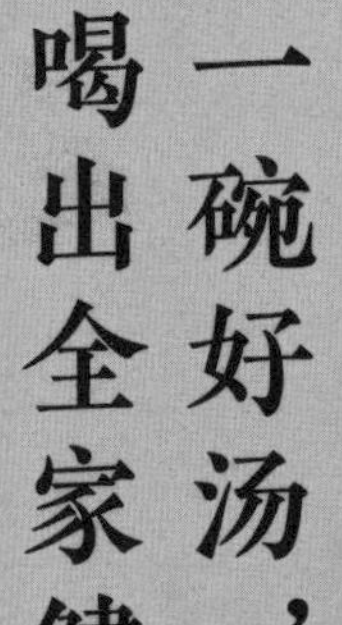

一碗好汤，喝出全家健康

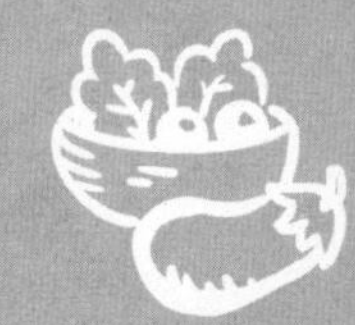

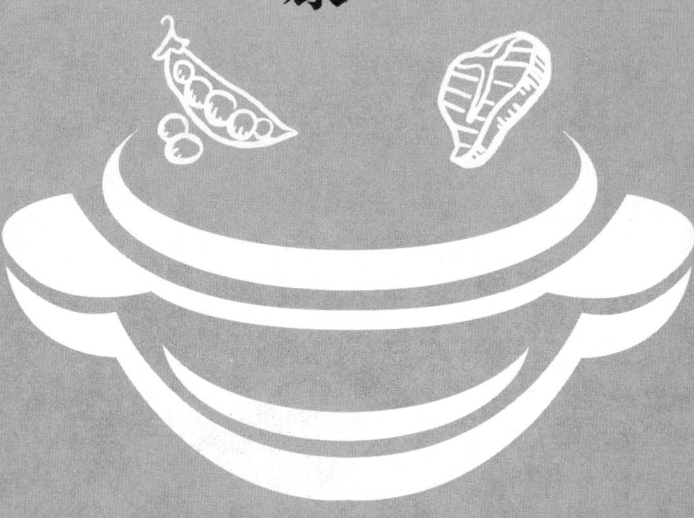

煲汤常用食材

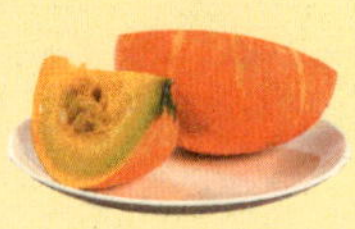

【南瓜】

富含蛋白质、维生素 C、胡萝卜素、钴、锌、钙、磷、铁、核黄素等，有解毒防癌、补血、润肺健脾、益气生津等功效。

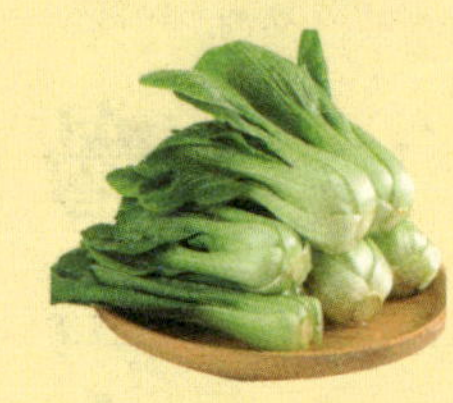

【油菜】

含维生素 C、维生素 E、维生素 K、胡萝卜素、蛋白质、植物纤维素、植物激素、槲皮素、钾、钙等，具有降低血脂、肝脏排毒、宽肠通便等功效。

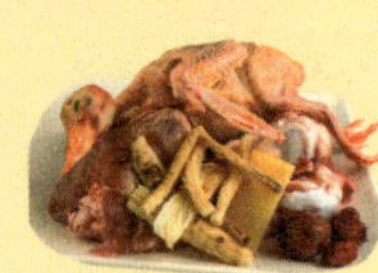

【乳鸽】

含有蛋白质、脂肪、多种维生素、碳水化合物、磷、铁、钙、钾、镁、锌等，具有祛风解毒、养血清热、补肾益气等功效。

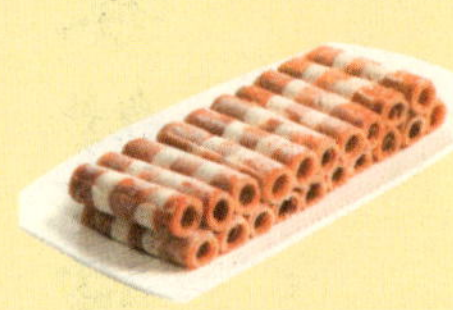

【羊肉】

含有蛋白质、胡萝卜素及 B 族维生素、烟酸、脂肪、钙、磷、铁等，有益气养血、补肾壮阳、开胃健力、通乳等功效。

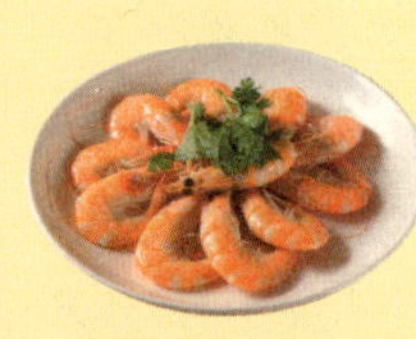

【虾】

富含蛋白质、多种维生素、甲壳素、镁、钙、磷、铁等，有补肾壮阳、清除自由基、增强免疫力、保护心血管系统等功效，对小儿、孕妇尤益。

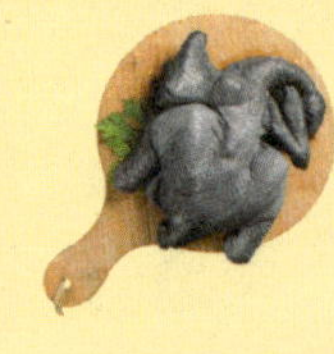

【乌鸡】

含有多种氨基酸、钙、铁、铜等，有补益气血、调络活血、补肝益肾、健脾止泻等功效。体虚血亏、产后贫血、营养不良、肝肾不足、脾虚不健者宜食用。

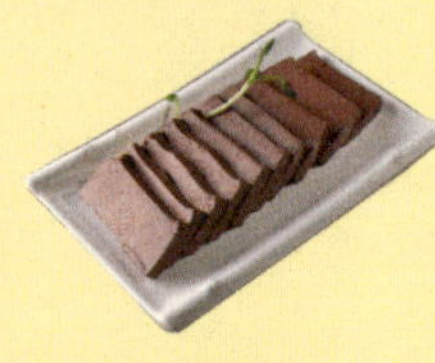

【动物血】

富含蛋白质、矿物质、微量元素、维生素、脂肪等，尤其含铁较高，能补充身体营养，有补血、改善缺铁性贫血等功效。

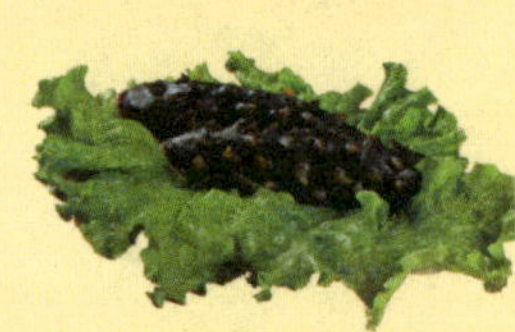

【海参】

含有蛋白质、B 族维生素、三萜醇、黏多糖、碘、钙、钒、磷、铁等，有和胃止血、补肾益精、养血润燥等功效。

·孩童期·

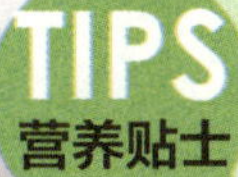

白蘑田园汤

主料 小白蘑200克，玉米1根，胡萝卜、土豆各50克，西蓝花30克

配料 葱花少许，精盐、酱油、鸡精、料酒、植物油各适量，鸡汤500毫升

步骤

1. 小白蘑去根，洗净，沥去水分；玉米切成小块；土豆、胡萝卜分别去皮洗净，切成片；西蓝花手掰成小朵状。
2. 锅置火上，加入植物油烧热，先加入葱花炒出香味，再加入鸡汤、料酒烧沸，然后放入小白蘑、玉米、土豆片、胡萝卜片、西蓝花，再烧沸。
3. 转小火煮至熟烂，最后加入精盐、酱油、鸡精调味即可。

TIPS 营养贴士 此汤有健脾补虚、宣肺止咳、透疹等功效。

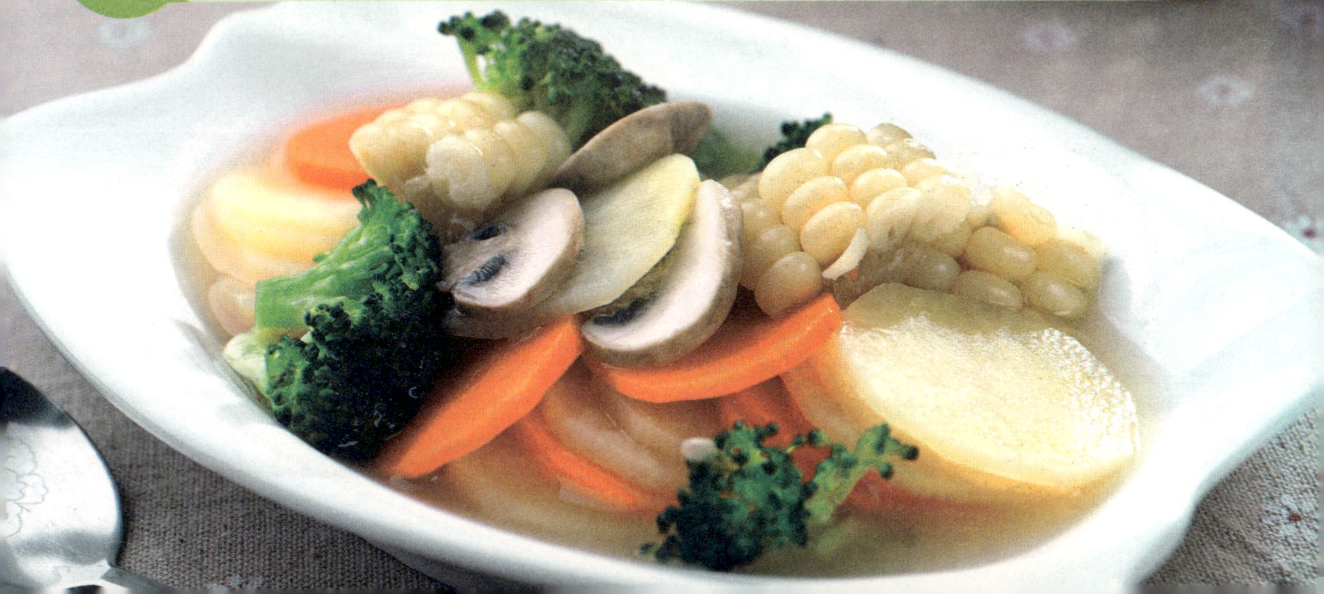

菜心肉骨煲

主料 肉骨头 1000 克，菜心 300 克

配料 生姜、料酒、盐、鸡精各适量

步骤

1. 先将肉骨头浸泡 1 个小时，去除血水，洗净；菜心择去老叶，切成长段；生姜切片。
2. 用高压锅烧水至水沸后，放入肉骨头煮，及时去除浮沫，然后加入少量料酒、姜片、盐，转中火煮 30 分钟。
3. 将煮好的肉骨头放入砂锅中，加入姜片炖 60 分钟，再放入切好的菜心炖煮片刻，加入适量的盐、鸡精调味，拣出生姜即可。

TIPS 营养贴士 此汤能及时补充人体所必需的骨胶原等物质，增强骨髓造血功能，有助于儿童骨骼的生长发育。

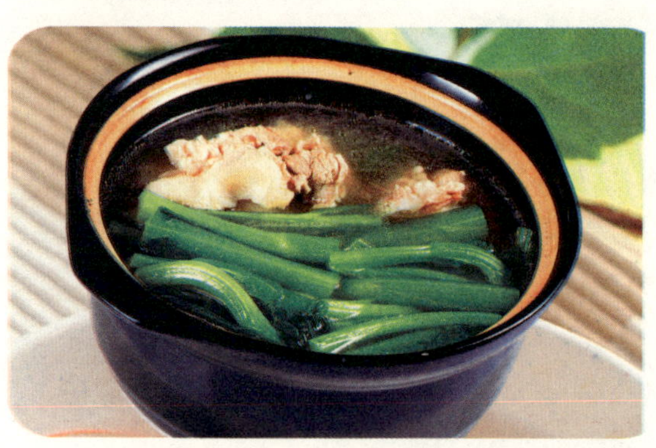

海葵蛋花汤

主料 海葵 100 克，鸡蛋 1 个

配料 韭菜、香油、精盐、植物油各适量

步骤

1. 把海葵切成小块，韭菜切成小段。
2. 锅中倒入植物油烧热，将海葵倒入锅中翻炒 1 分钟，然后加入适量的水烧开，加入精盐调味，中小火炖约 30 分钟。
3. 将鸡蛋打入汤中，慢慢搅开。出锅前撒入韭菜段，淋上香油即可。

TIPS 营养贴士 此汤具有促进人体生长发育等功效，是幼儿成长期非常有营养价值的食品。

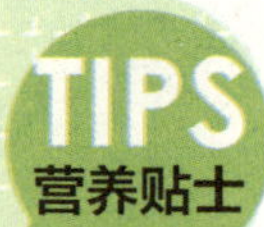

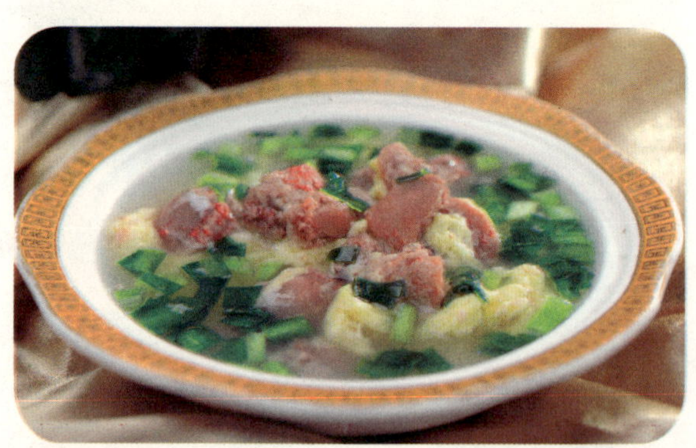

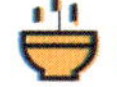

鸭血豆腐汤

主料　北豆腐、鸭血、生菜各适量

配料　香油、盐、鸭精各适量

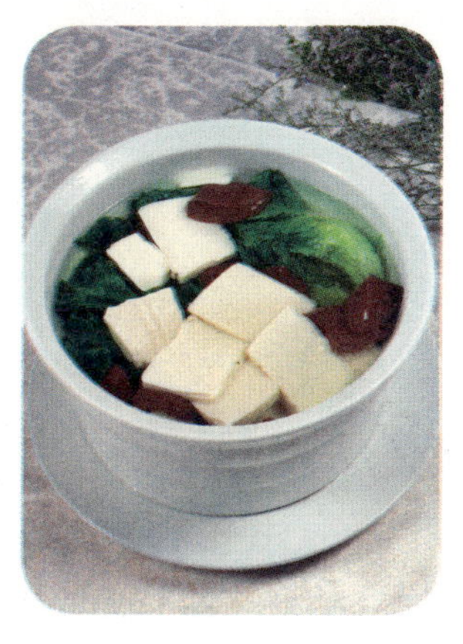

步骤

1. 将北豆腐、鸭血洗净，切成厚度适中的薄片，并分别进行焯水去腥；把生菜叶子掰开、洗净，焯水，捞出备用。
2. 砂锅中倒适量水，再倒入北豆腐和鸭血，锅开后煮 5 分钟，待豆腐完全熟透时放入生菜。
3. 放入适量盐、鸡精、香油调味即可。

营养贴士　幼儿食用此汤，既能补充蛋白质，又能补铁、护肝。

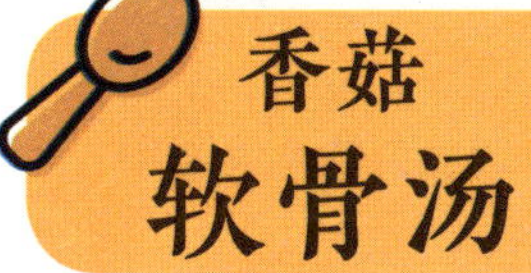

香菇软骨汤

主料　香菇、猪软骨各适量

配料　高汤、精盐、鸡精各适量，香菜少许

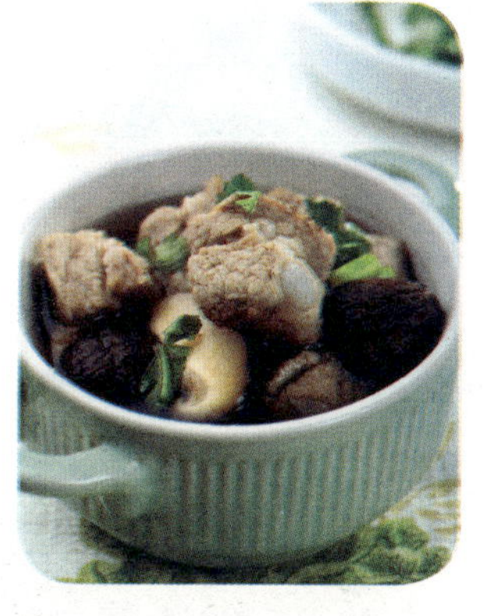

步骤

1. 香菇洗净；猪软骨洗净，放入沸水锅中烫一下，过凉水后切块。
2. 锅中倒入高汤，加入猪软骨煮30分钟，再放入香菇，小火煮90分钟。
3. 最后放精盐、鸡精调味，撒上香菜即可。

营养贴士　猪软骨含大量磷酸钙、骨胶原等，很适合需要补钙的儿童。

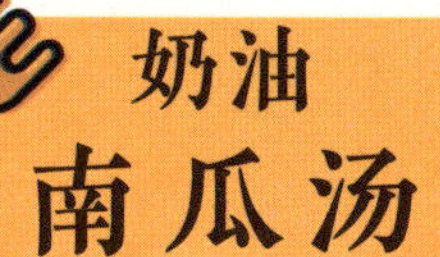

奶油南瓜汤

主料　甜南瓜 500 克，牛奶 500 毫升

配料　切片奶酪 1 张，黄油、洋葱、白酒、白糖各适量，葱花少许

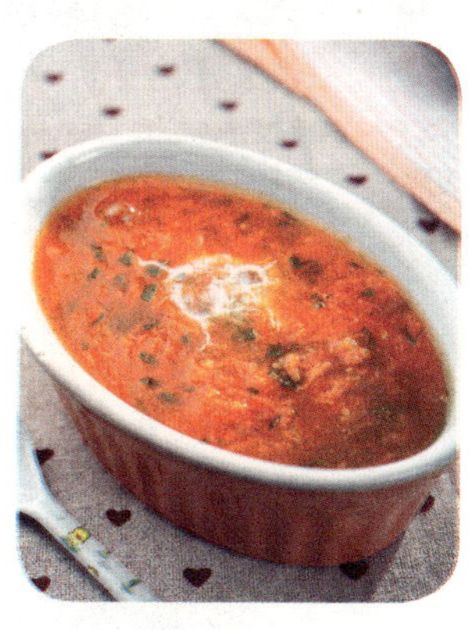

步骤

1. 南瓜去皮后切小块；锅中烧热黄油，炒香切好的洋葱，放入南瓜，喷白酒，将南瓜炒熟，加少量水，小火煮 10 分钟后将南瓜捣碎。
2. 把奶酪剪开放入南瓜汤中，倒入准备好的牛奶并搅拌，再用小火炖煮 10 分钟，加入适量的白糖，撒葱花即可。

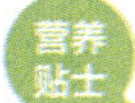

营养贴士　此汤富含维生素 B、钙质和蛋白质，可以帮助儿童健康生长。

·孕妈妈·

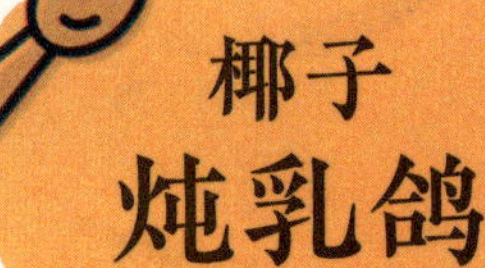

椰子炖乳鸽

主料 乳鸽 1 只

配料 椰子 1 个，姜、料酒、上汤、精盐、味精各适量

步骤

1. 椰子打开，取出椰汁和椰肉，留椰子壳备用；乳鸽处理干净，放入沸水中烫一下，然后捞出，控干水分，切成小块；姜切片。
2. 鸽块放入炖盅，加入姜片、椰肉，倒入椰汁、料酒、上汤，盖上盅盖，放在沸水锅内隔水炖约 3 小时，再加精盐、味精调味，拣出姜片，倒入椰子壳即成。

TIPS 营养贴士 此菜具有补益肝肾、强壮筋骨、养血安胎等功效。

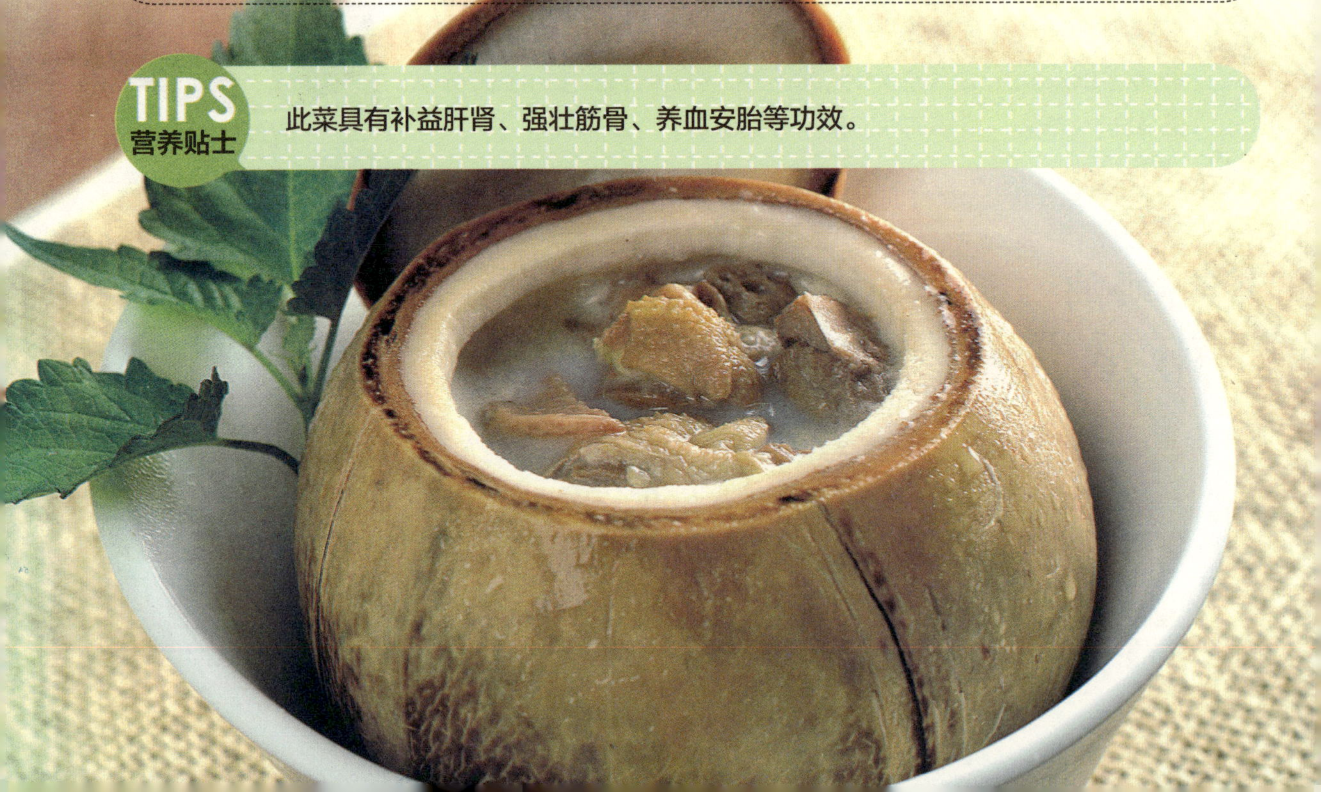

番茄柠檬炖鲫鱼

主料 鲫鱼 400 克，油菜、番茄、柠檬片各适量

配料 精盐、胡椒粉、植物油、料酒各适量

步骤

1. 鲫鱼处理干净，切成段，加精盐、柠檬片腌渍片刻；番茄洗净后切块；油菜洗净。
2. 锅置火上，倒入植物油烧热，放入鲫鱼段煎至两面上色，然后添入热水，煮沸后撇去浮沫，加入番茄、柠檬片、油菜，转大火煮约 6 分钟，最后加入精盐、料酒、胡椒粉调味即成。

TIPS 营养贴士 此汤具有开胃、健脾利湿、温中下气、生津解暑等功效。

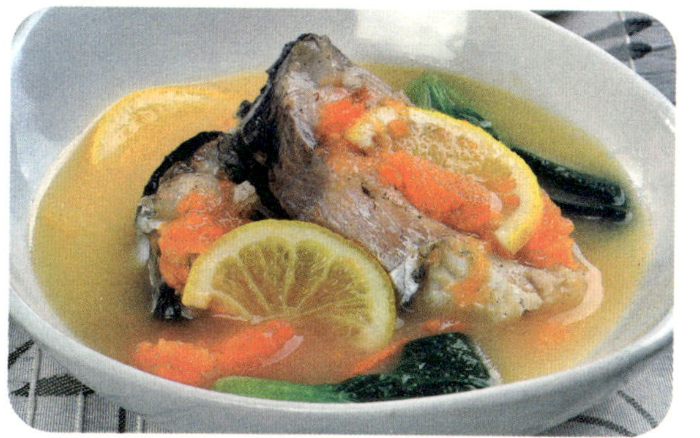

海米炖豆腐

主料 南豆腐 350 克，海米 100 克

配料 红辣椒、葱、食盐、鸡精、白糖、植物油、蒜末、生抽、料酒、豆豉、辣椒油各适量

步骤

1. 豆腐切片；葱切花；红辣椒去籽切成末；海米用温水泡发后切碎，泡海米的水保留。
2. 锅内加入植物油，烧热后加入蒜末爆香，把海米炒出香味，盛出备用。
3. 锅中加入泡海米的水，放豆腐片、红辣椒末炖煮，加入其余配料和食盐、鸡精等调味，最后加入海米煮 2 分钟，出锅即成。

TIPS 营养贴士 海米和豆腐营养丰富，富含钙、磷等多种对人体有益的元素，可给孕妇提供营养，补充钙质等。

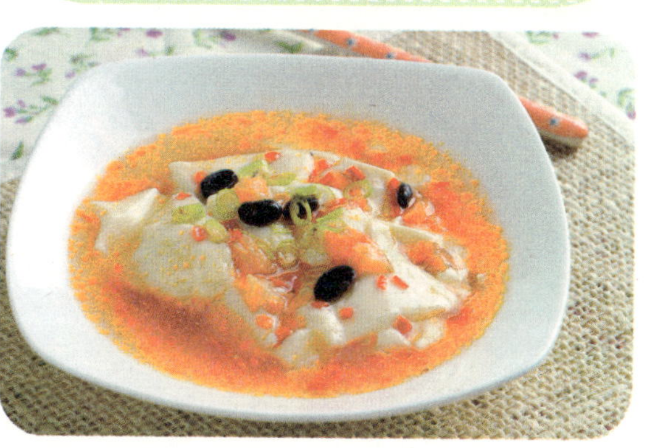

·中年人·

清炖乳鸽

主料 乳鸽 1 只

配料 姜、精盐、香菜、料酒各适量，香菇、木耳、山药、红枣、枸杞各少许

步骤

1. 鸽子切去脚爪，放在沸水中，加入料酒焯烫片刻；姜、山药、香菇切片；木耳撕成小朵；红枣、枸杞洗净备用。
2. 砂锅内放入鸽子，再放入所有配料（香菜除外），倒入沸水，炖约 2 小时，最后用香菜点缀即可。

TIPS 营养贴士 鸽肉对中年秃顶、头发变白、未老先衰等有一定的疗效。

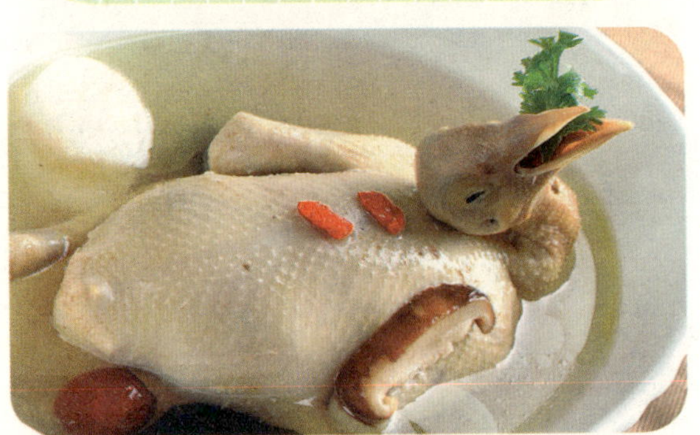

生地羊肾汤

主料 羊肾 500 克，白萝卜 100 克

配料 植物油、姜片、精盐、枸杞、生地黄各适量

步骤

1. 将羊肾切为两半，除去白色脂膜后切成薄片；白萝卜切块；生地黄、枸杞洗净。
2. 锅中倒入植物油烧热，将姜片和羊肾片一起放入翻炒片刻，然后倒入适量清水，放入枸杞、生地黄和白萝卜，加精盐调味，烧开后改小火，将羊肾炖至熟烂即可。

TIPS 营养贴士 此汤具有生精益血、壮阳补肾等功效。

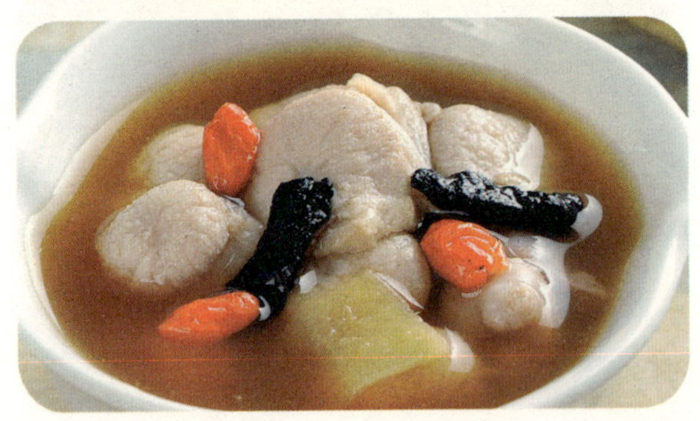

滋补鞭汤

主料　净牛鞭 300 克

配料　姜、精盐、味精、老汤适量，植物油、枸杞、香菜各少许

步骤

1. 将牛鞭洗净，切一字连刀，再剁成段，放入沸水锅中焯水；枸杞用热水泡开备用；香菜洗净切段。
2. 锅中添入老汤，放入牛鞭、枸杞、姜片烧开，撇去浮沫，再加入精盐、味精，炖煮18分钟，然后淋入明油，盛入碗中，撒入香菜段即可。

TIPS 营养贴士　此汤具有补肾壮阳、益精补髓等功效。

红花娃娃菜汤

主料　娃娃菜 2 棵，藏红花少许

配料　清鸡汤、盐、熟鸡油各适量

步骤

1. 娃娃菜洗净，控干水分，装入深盘中。
2. 清鸡汤倒入碗中，加盐搅匀，淋在娃娃菜上。
3. 将藏红花撒在娃娃菜上，封好保鲜膜，入蒸笼蒸 15 分钟取出，揭去保鲜膜，浇上熟鸡油即可。

此汤具有清热解毒、活血化瘀、促进新陈代谢等功效。

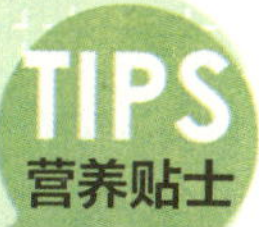

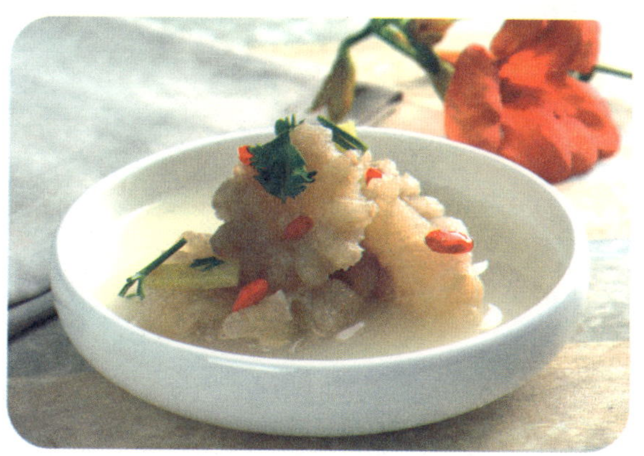

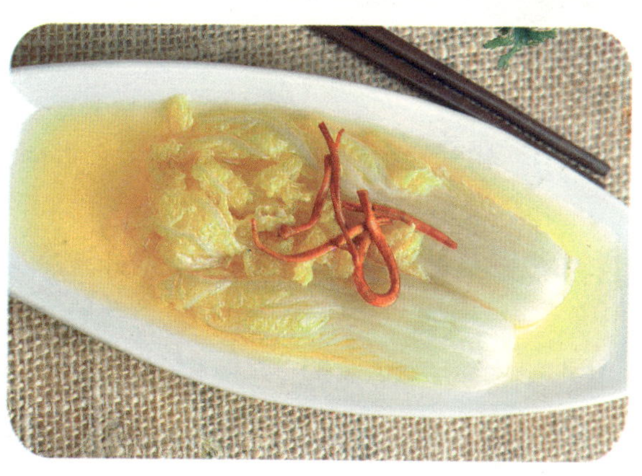

银耳雪蛤汤

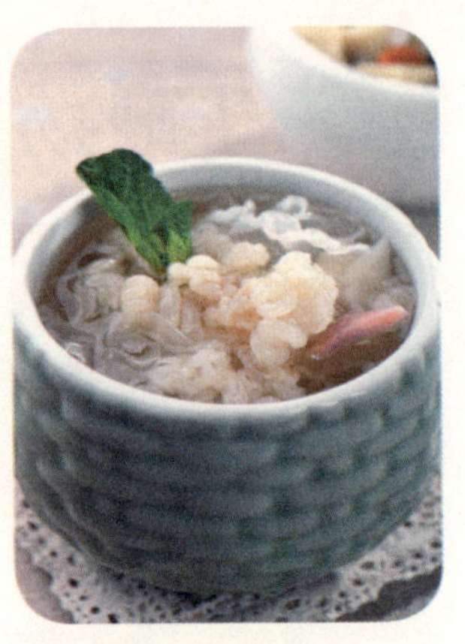

主料 干银耳、雪蛤膏各适量，香肠少许

配料 冰糖适量

步骤

1. 干银耳泡发，撕成小朵；雪蛤膏提前用水浸泡12小时，然后放入热水中洗净，捞出，控干水分；香肠切成三角片。
2. 汤锅置火上，加入上述食材以及冰糖和水，炖1小时即可。

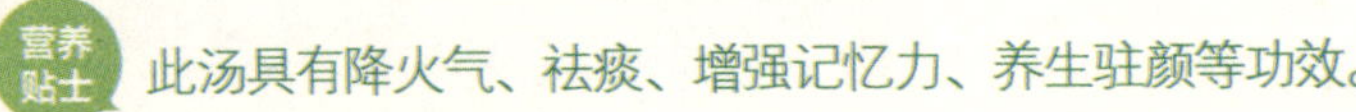

营养贴士 此汤具有降火气、祛痰、增强记忆力、养生驻颜等功效。

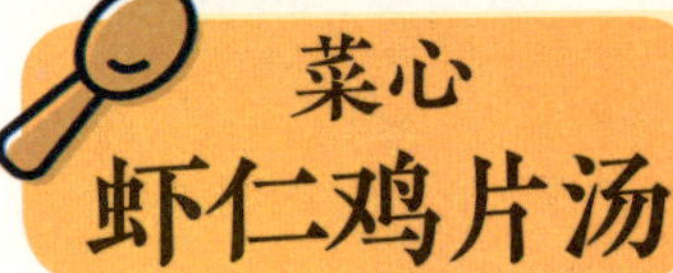

菜心虾仁鸡片汤

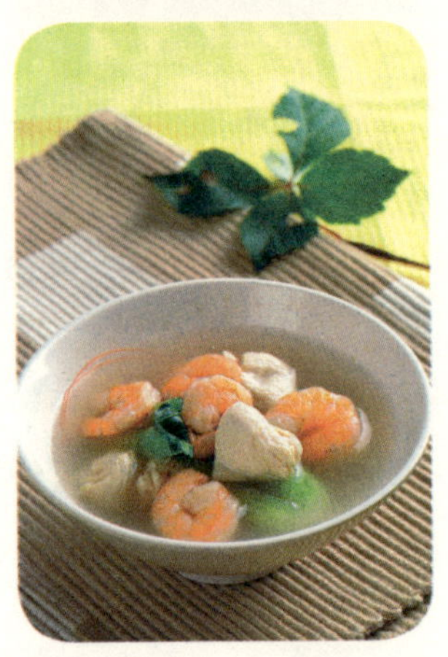

主料 鸡肉、虾仁各200克，油菜心350克

配料 精盐、味精、料酒、淀粉、花生油各适量，高汤900毫升

步骤

1. 高汤煮沸，加入精盐、味精；虾仁洗净，沥干水；鸡肉洗净后切片，与虾仁放一起，加精盐、淀粉拌匀；油菜心洗净备用。
2. 炒锅内倒入花生油，烧至七成热，放入鸡肉、虾仁炒散，加入料酒和味精调味炒熟。另取一炒锅，倒入花生油，烧至八成热，放入油菜心烧至颜色变深，放入精盐、味精炒匀，出锅备用。
3. 将油菜倒入鸡肉和虾仁中，倒入高汤，烧沸即可。

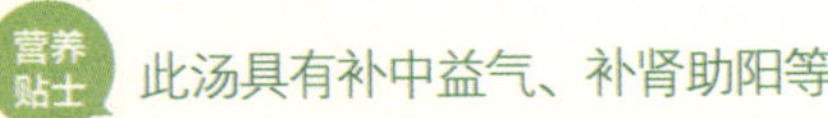

营养贴士 此汤具有补中益气、补肾助阳等功效。

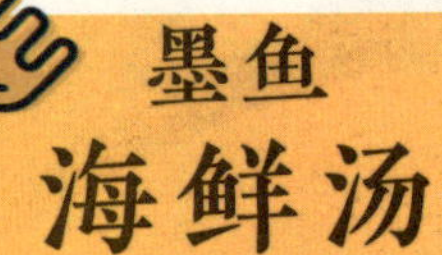

墨鱼海鲜汤

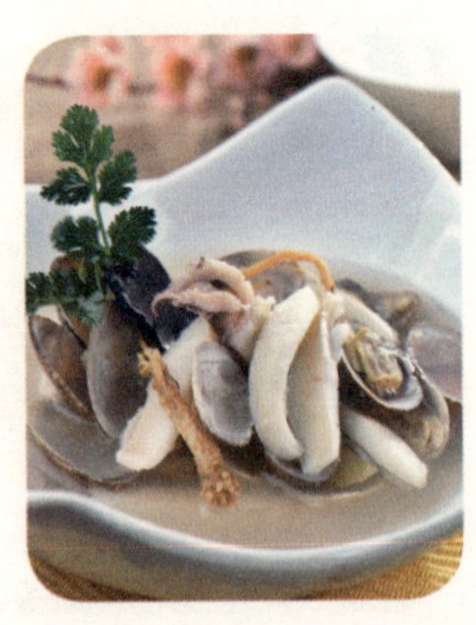

主料 墨鱼500克，花蛤200克

配料 食盐、味精、黄芪、姜片各适量

步骤

1. 把墨鱼切成条，黄芪切段，花蛤洗净。
2. 锅中倒入水，再放入墨鱼、花蛤、良姜片、黄芪段共同炖煮，煮熟后放入食盐、味精调味即可。

营养贴士 此汤有养血、补脾、益肾、滋阴、调经止带等功效。

·老年人·

枸杞海参汤

主料　水发海参300克，枸杞20克，香菇 50克

配料　料酒、酱油、白糖、葱、姜、精盐、味精、植物油各适量

步骤

1. 海参洗净，去腹内黑膜备用；枸杞洗净；香菇洗净，切小块；姜切片；葱切花。
2. 锅置火上，倒入植物油，六成热时放入葱花、姜片爆香，倒入海参、香菇翻炒均匀，再加入料酒、酱油、白糖调味，加入清水，以武火煮沸，再转文火焖煮。
3. 待海参煮熟后，加入枸杞、精盐、味精即成。

TIPS 营养贴士　此汤具有延缓衰老、提高免疫力、改善骨质疏松等功效。

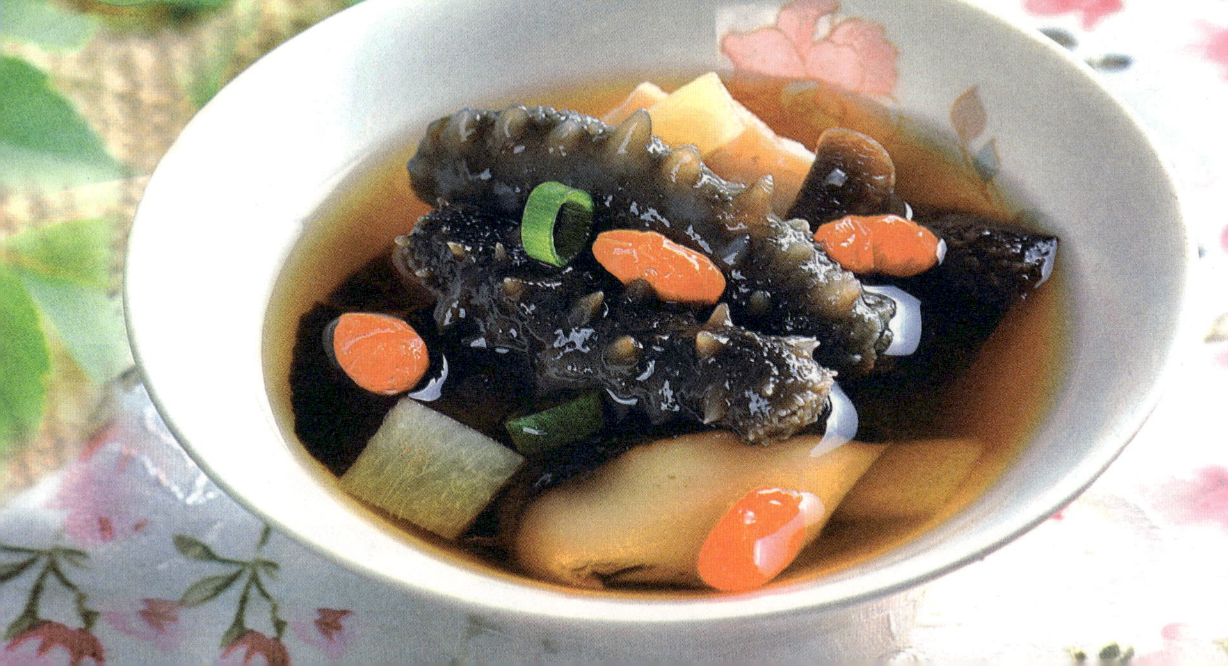

竹笋老鸭汤

主料 老鸭 1 只，竹笋 1 根

配料 姜片、精盐、葱段、黄酒、鸡精、清汤各适量

步骤

1. 老鸭洗净，拔去杂毛，剁成大块，焯水捞出，洗去血沫，沥干；竹笋洗净，切成片。
2. 砂锅内倒入适量清汤，再放入鸭块、姜片、葱段、黄酒，大火烧开后改小火焖煮 1 小时，放入竹笋片，再煮 30 分钟，最后放入适量的精盐和鸡精调味即可。

TIPS 营养贴士 此汤具有补益肝肾、促进消化、降低血压等功效。

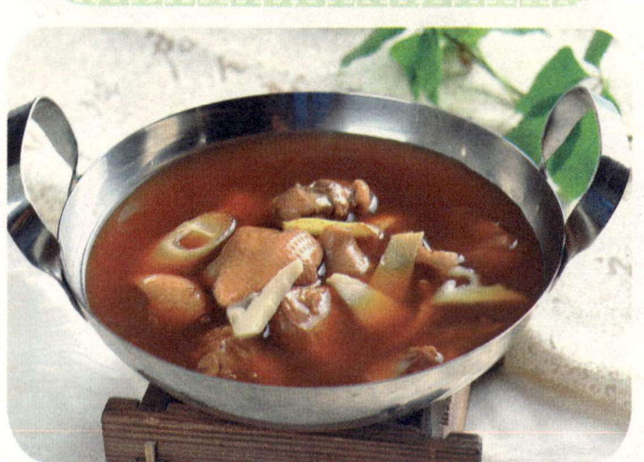

黄豆排骨汤

主料 排骨 500 克，黄豆 100 克，芥菜根少许

配料 姜、葱、盐各适量

步骤

1. 排骨剁成小块，焯水；黄豆洗净，放入凉水中浸泡约 1 个小时；芥菜根、姜切片；葱切段。
2. 锅中倒入清水，大火煮沸，倒入排骨、姜片、葱段、黄豆、芥菜根，继续煮 20 分钟，然后转小火煮 30 分钟，加盐调味，拣去大葱即可。

TIPS 营养贴士 此汤具有健脾开胃、补充钙质等功效。

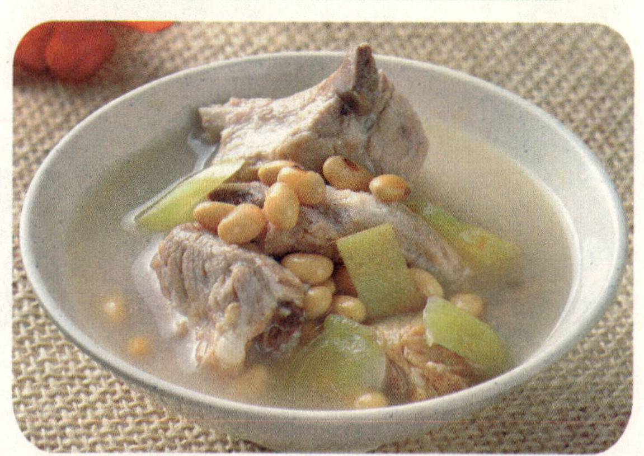

第三章

认清体质，喝对养生汤

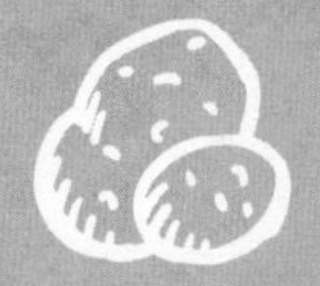

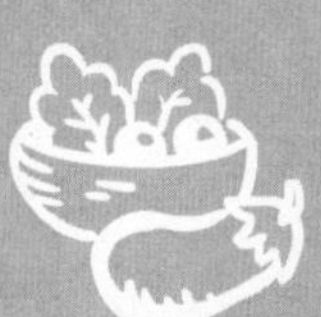

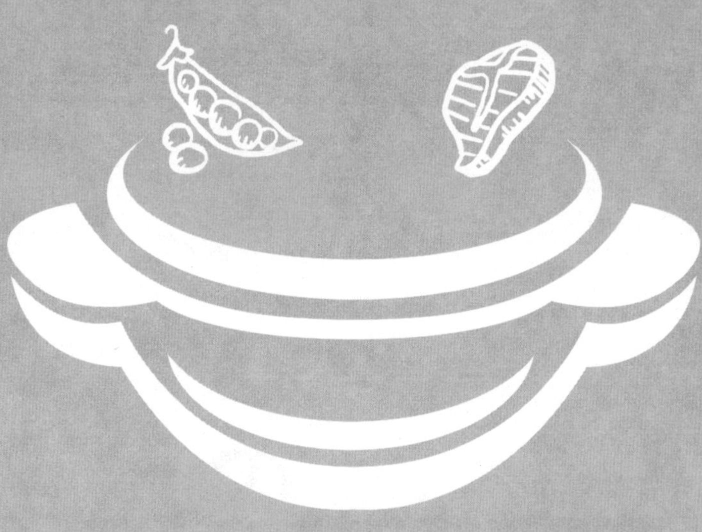

煲汤常用食材

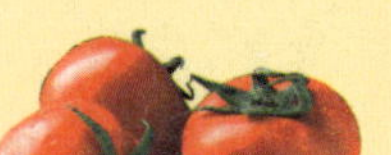

【番茄】

富含多种维生素、番茄红素、柠檬酸、苹果酸、蛋白质、钙、磷、铁等，有清热生津、健胃消食、凉血平肝等功效。

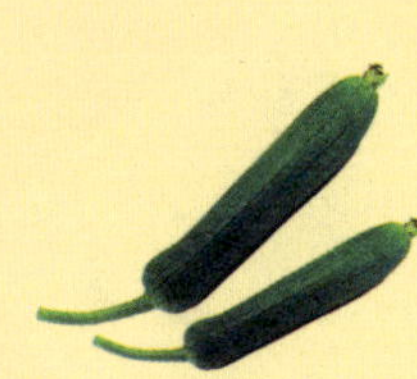

【丝瓜】

含有蛋白质、维生素C、B族维生素、核糖核酸、钙、磷、核黄素、烟酸等，有增白、防止皮肤老化、疏通经络、解毒催乳等功效。

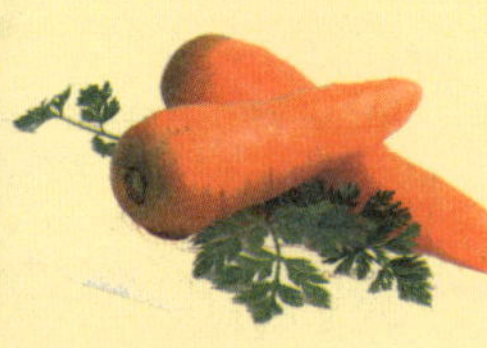
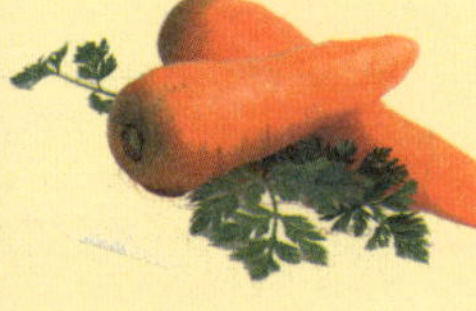

【胡萝卜】

含有胡萝卜素、木质素、B族维生素、维生素C、钙、磷、铁等，有润肝明目、清血排毒、润肤护齿、健脾导滞等功效。

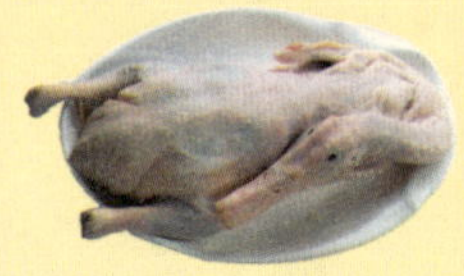

【鸭肉】

富含蛋白质、矿物质、微量元素、维生素、脂肪等，能补充身体营养，尤其含铁元素含量较高，有补血、改善缺铁性贫血等功效。

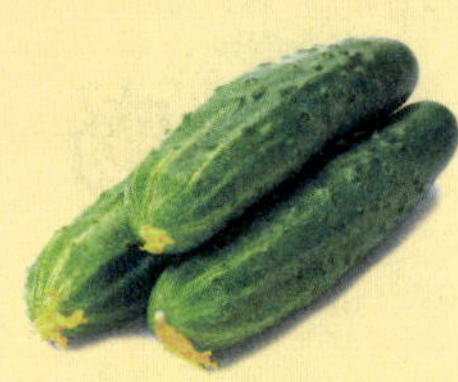

【黄瓜】

含有烟酸、葫芦素C、多种维生素、核黄素、蛋白质、钙、铁、镁、磷等，有清热止咳、利湿解毒等功效。

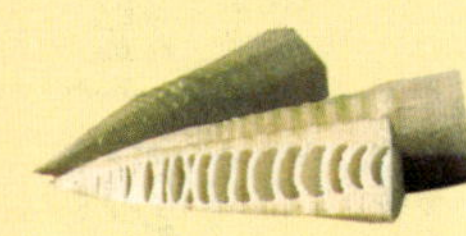

【竹笋】

含有多种氨基酸、胡萝卜素、植物蛋白、糖类、多种维生素、纤维素和钙、磷、铁、镁等，具有多纤维、低脂肪、低糖等特点，具有促进肠道蠕动、帮助消化、消脂减肥、排毒清肠等功效。

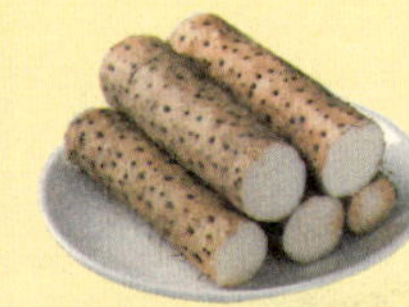

【山药】

含有淀粉、糖蛋白、游离氨基酸、维生素C、淀粉酶等，有益气养阴、补益脾肺、补肾固精等功效；对脾虚食少、肺虚咳喘、便溏泄泻、阴虚消渴、肾虚遗精等症有辅助食疗效果。

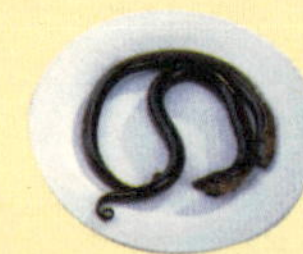

【鳝鱼】

富含DHA、卵磷脂、维生素A、B族维生素、烟酸、蛋白质和钙、磷、铁等，有益气养血、祛除风湿、增强记忆、补脑健身等功效。

· 阳虚体质 ·

参归羊排芸豆汤

主料 羊排骨 300 克，芸豆 100 克，当归、党参各 15 克，女贞子 5 克

配料 葱段、姜片、食盐、鸡精、料酒、白糖各适量

步骤

1. 芸豆择洗干净，切段；羊排骨剁成段，放入沸水锅中焯透捞出。
2. 砂锅内加入清水，加入当归、党参、女贞子小火熬浓，加入羊排骨、葱段、姜片、料酒，小火炖至九成烂，放芸豆，加食盐、白糖炖至熟透，加鸡精调匀即成。

TIPS 营养贴士 此汤具有助元阳、补体虚、祛寒冷、温补气血、开胃健脾、益肾气、益精血等功效。

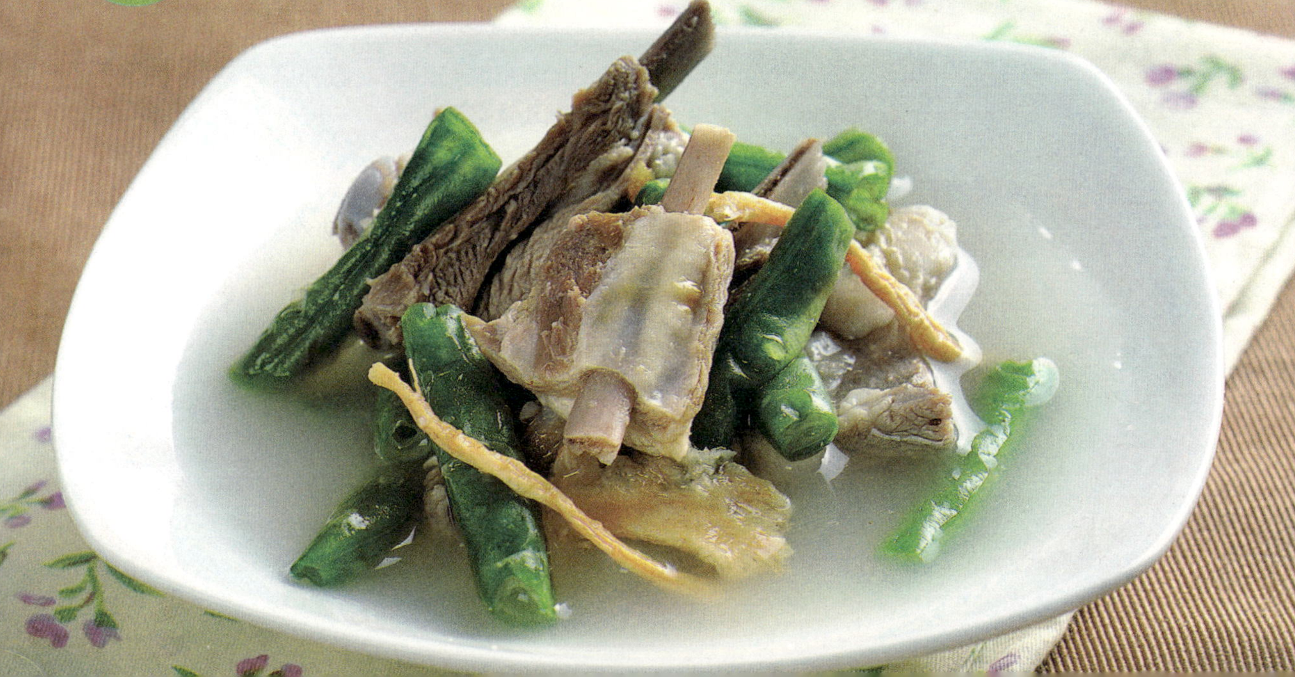

原蒸五元羊肉汤

主料 带皮羊肋条肉 1 千克

配料 枸杞、桂皮、去皮荔枝、桂圆、红枣、干辣椒、莲子、葱、姜、料酒、猪油、大曲酒、精盐、味精、胡椒粉、大蒜、蜂蜜、清汤、鸡油、青豌豆各适量

步骤

1. 带皮羊肋条肉处理好后，放入冷水中略煮，入砂锅，加葱、姜、大曲酒、桂皮、干辣椒、水，小火煨到八成熟，取出切块。
2. 将切好的肉放进猪油锅中煸出香味，烹料酒，装入汤盅内，放其余配料和原汤，上笼蒸熟即可。

TIPS 营养贴士 本汤可预防肾阳不足、腰膝酸软等疾病的发生。

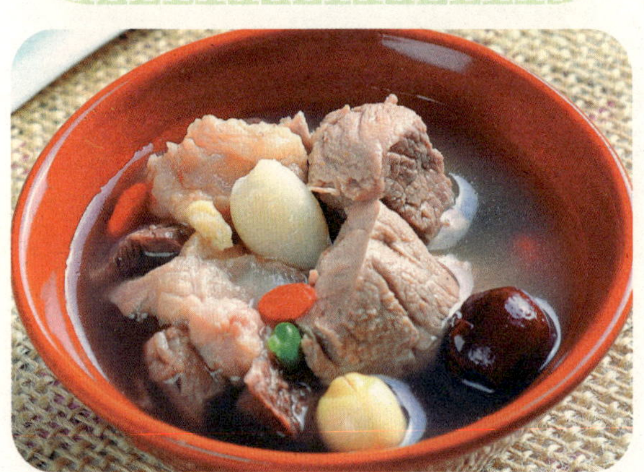

番茄鳝鱼汤

主料 鳝鱼肉 300 克，番茄 260 克

配料 精盐、胡椒粉、料酒、橄榄油、葱段、姜片、鸡精各适量

步骤

1. 将鳝鱼去头和内脏，洗净切段备用；番茄去蒂洗净，剥皮切块备用。
2. 锅中倒入橄榄油，烧至五成热，放入鳝鱼煎一下；放入姜片、葱段、料酒，加清水，水开后撇去浮沫，把汤倒入炖锅中煮 1 小时。
3. 汤呈奶白色后，加入番茄块，炖 10 分钟，加入精盐、鸡精、胡椒粉调味即可。

TIPS 营养贴士 此汤有温阳健脾、滋补肝肾、祛风通络等功效。

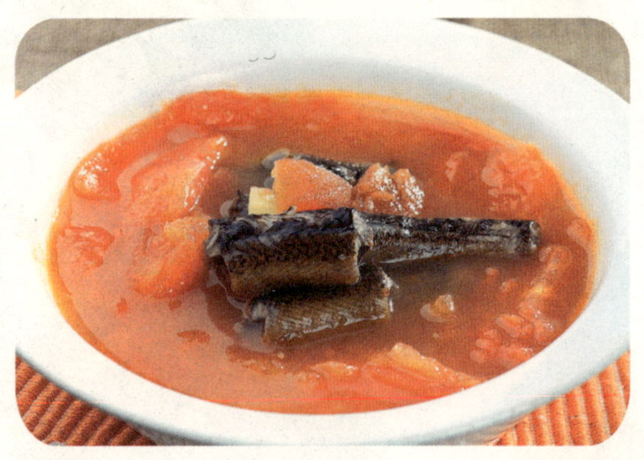

· 气虚体质 ·

枸杞山药炖排骨

主料 排骨600克，胡萝卜、山药各300克

配料 枸杞、大蒜、酱油、酒、醋、白糖、盐、油、胡椒粉、八角各适量

TIPS 营养贴士 此汤具有补气养阴，益精血、补虚损等功效。

步骤

1. 将排骨剁成块，汆烫去血水；山药、胡萝卜去皮洗净，切成滚刀块；大蒜切末。
2. 砂锅置火上，倒入油烧热，加入蒜末，放入排骨，加入酱油、醋、酒、白糖、胡椒粉、盐、八角，倒入适量清水烧开，煮20分钟；加入山药、胡萝卜、枸杞同煮，待其入味并且熟软即可。

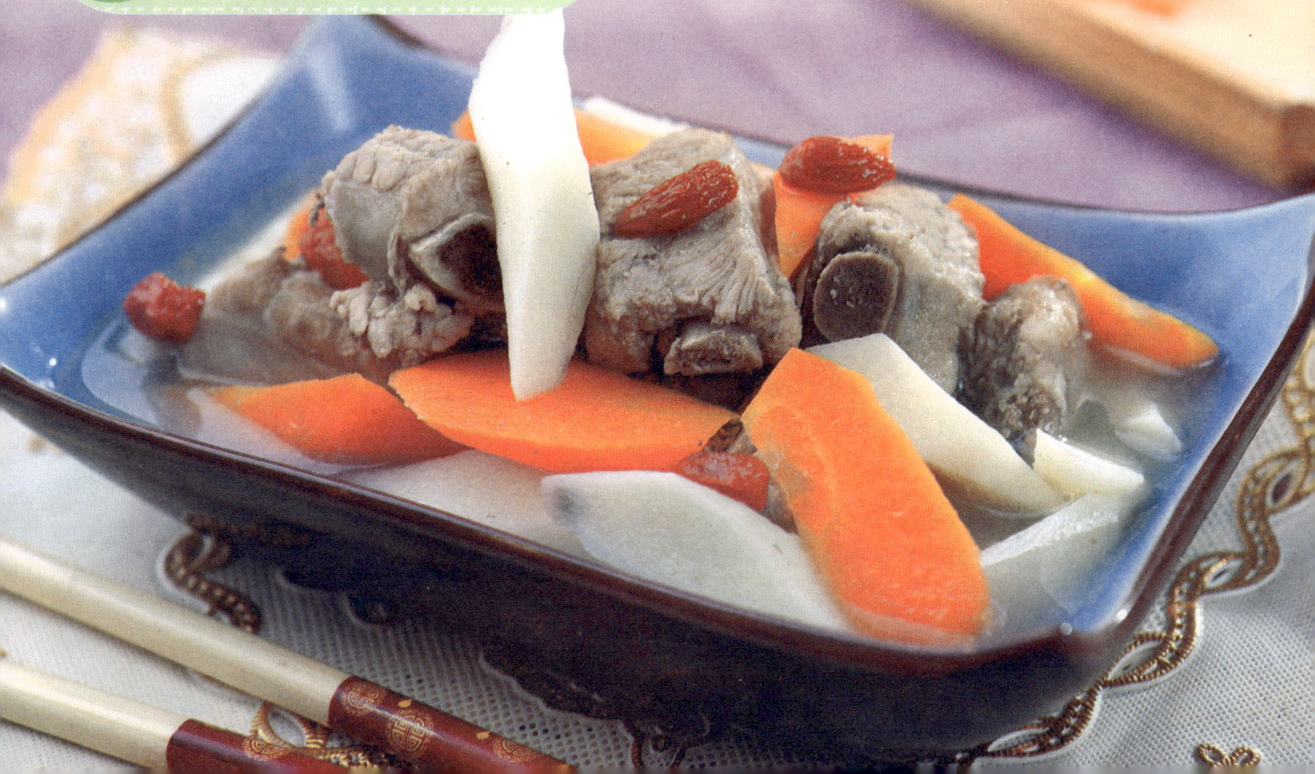

双红南瓜汤

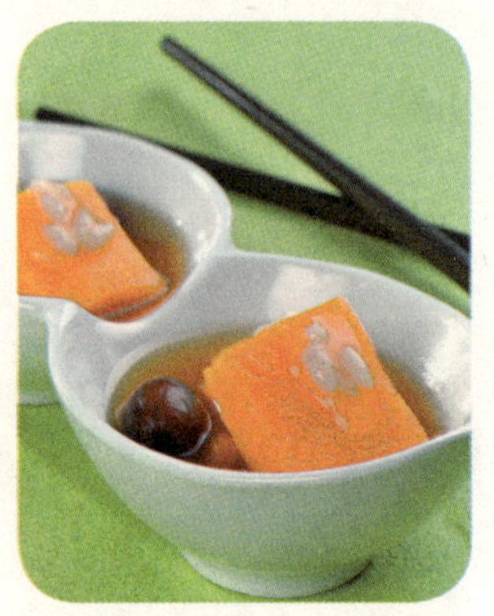

主料 南瓜 500 克

配料 红枣（干）、红糖、甜酒酿各适量

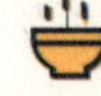

步骤

1. 把南瓜洗净去皮，切成块状；红枣去核。
2. 红枣、南瓜、红糖一起放入盛水煲中，煮至南瓜烂熟，盛出倒在碗里，放一勺甜酒酿调味即可。

营养贴士 此汤具有健肺、补中益气等功效。

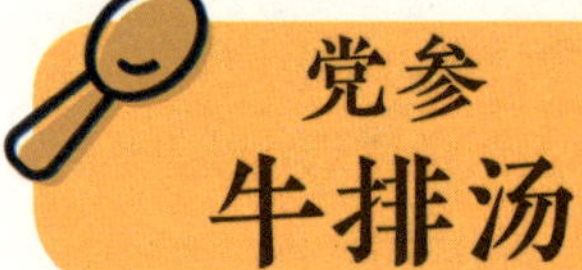

党参牛排汤

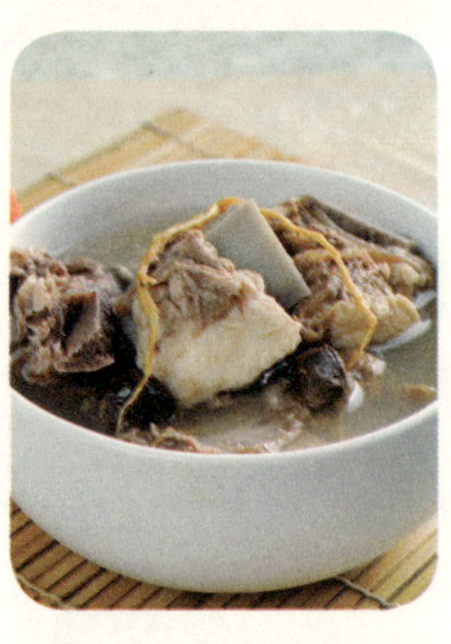

主料 牛排 100 克，党参、桂圆肉各 20 克

配料 姜块、盐各少许

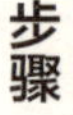

步骤

1. 牛排洗净，切块，入沸水锅中焯透捞出。
2. 党参、桂圆肉分别洗净；姜块切片。
3. 将上述食材放入锅内，加入清水武火煮沸，改文火煲 3 小时，放适量盐调味即可。

营养贴士 此汤具有补脾补气、生津益气等功效。

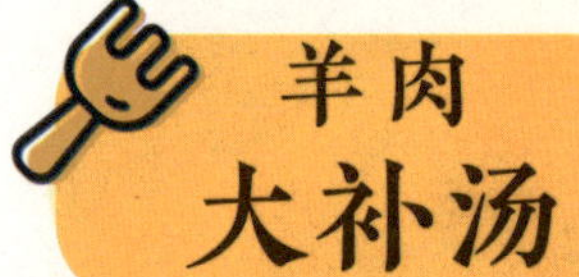

羊肉大补汤

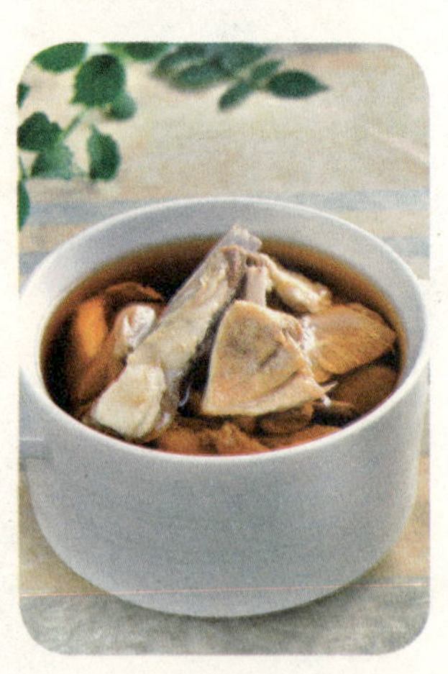

主料 羊肉 500 克

配料 姜、料酒、精盐、胡椒粉、白糖、味精各适量

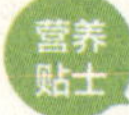

步骤

1. 羊肉洗净剁块；姜去皮洗净，切丁。
2. 锅内加水，待水开时放入羊肉块，用中火煮去血水，捞起洗净待用。
3. 在汤碗内放入羊肉块、姜丁、精盐、味精、白糖、胡椒粉、料酒，注入清水，放入蒸锅蒸 2 小时即可。

营养贴士 此汤有暖中补虚、补中益气、益肾气等功效。

·痰湿体质·

蛤蜊丝瓜汤

主料 红灯笼椒 1 个，蛤蜊、丝瓜各适量

配料 植物油、姜、高汤、盐、料酒各适量

步骤

1. 蛤蜊洗净放进碗中，倒入清水，加盐搅匀浸泡约 2 小时；丝瓜刮洗干净，切成滚刀块；红灯笼椒洗净，去籽切长块；姜切片。
2. 锅置火上，倒入清水，加入姜片、料酒和蛤蜊，待蛤蜊开口后捞出。
3. 锅中倒入植物油烧热，加入姜片爆香，倒入丝瓜翻炒至八成熟，放入适当盐后即可盛出。
4. 锅中留底油，倒入高汤、蛤蜊，以大火煮沸，然后倒入砂锅，再加入丝瓜、红灯笼椒，转小火慢炖约 5 分钟即成。

TIPS 营养贴士 此汤有活血通络、滋阴润燥、清热利水等功效。

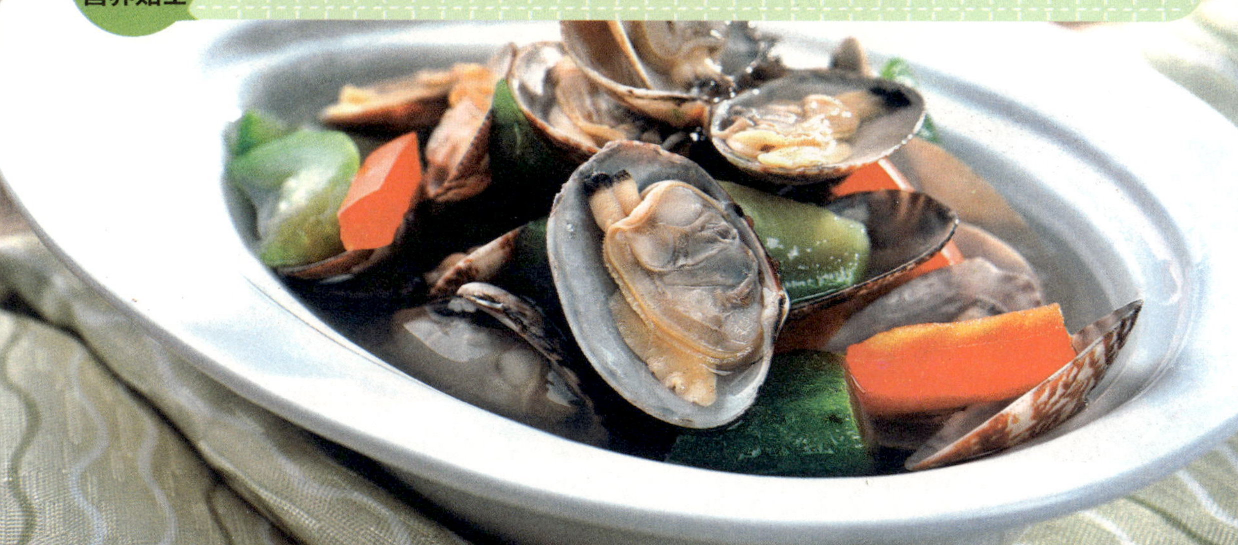

猪肺豆腐汤

主料 豆腐 300 克，猪肺 200 克，火腿 25 克

配料 葱、姜、精盐、味精、料酒、鲜汤、猪油各适量

步骤

1. 猪肺洗净，切成小块；葱洗净，切花；姜切末；火腿去皮切末；豆腐切块。
2. 猪肺煮熟，净锅添入清水，煮沸后放入豆腐块，然后捞出放入凉水中浸凉。
3. 锅置火上，倒入猪油，烧热后加入鲜汤、猪肺、豆腐、精盐、味精、料酒、姜末，盖锅盖烧煮，待汤汁乳白时撒上葱花、火腿末，出锅即可。

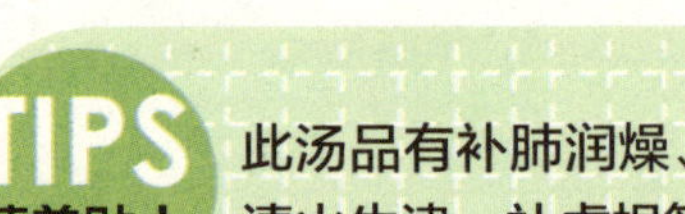

此汤品有补肺润燥、止咳化痰、清火生津、补虚损等功效。

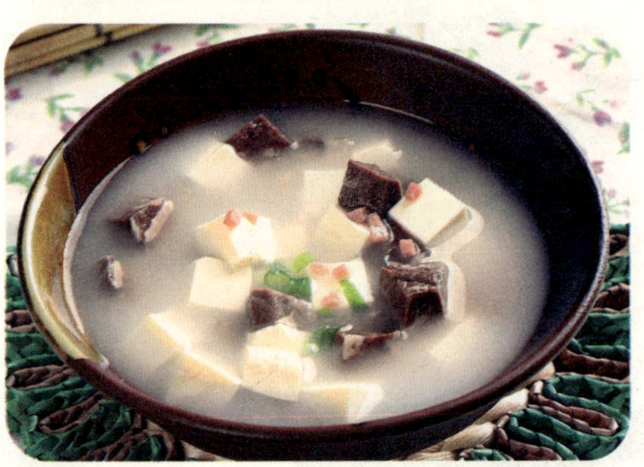

红汤牛肉

主料 牛肉 500 克，胡萝卜、洋葱、土豆、芹菜、圆白菜各适量

配料 盐、黄油、料酒、清汤、葱段、姜片、番茄沙司、鸡精、香叶各适量

步骤

1. 牛肉洗净切块，焯水；胡萝卜、土豆切块；洋葱、圆白菜切片；芹菜切段。
2. 锅置火上，加入黄油，倒入胡萝卜、土豆、洋葱、圆白菜、芹菜、葱、姜、香叶和番茄沙司翻炒，炒匀后倒入清汤焖煮。
3. 八成熟时倒入牛肉，加料酒、盐、鸡精调味，煮熟即可。

此汤具有化痰息风、止渴止涎、补中益气、滋养脾胃等功效。

TIPS 营养贴士

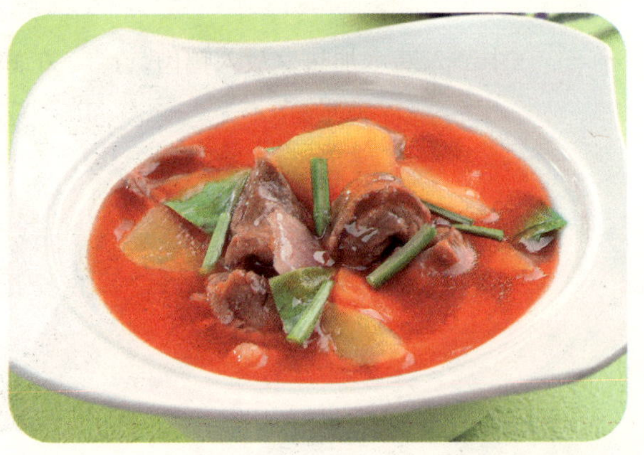

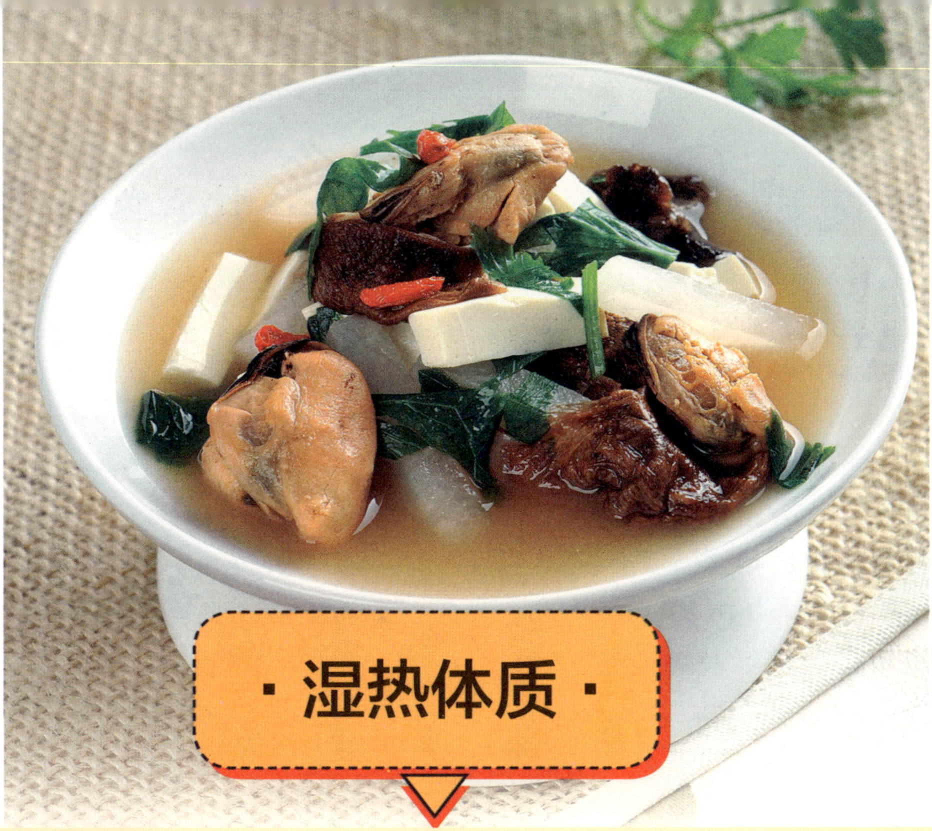

·湿热体质·

鸭肉萝卜豆腐汤

主料 鸭肉 200 克，豆腐 300 克，白萝卜 50 克，香菇、菠菜各 20 克

配料 姜、胡椒粉、精盐各适量，枸杞、香菜各少许

步骤

1. 鸭肉洗净切块，豆腐切块，白萝卜洗净切块，香菜、菠菜洗净切段，香菇洗净切片，姜切末。
2. 锅中倒入清水加热，放入鸭肉，用姜末调味，继续炖煮。
3. 加入白萝卜、菠菜、香菇、枸杞、豆腐，大火煮开，转小火煮到鸭肉熟透，加入精盐、胡椒粉调味，最后撒上香菜即成。

TIPS 营养贴士 此汤有促进消化、增强免疫力、润燥止咳、利尿消肿等功效。

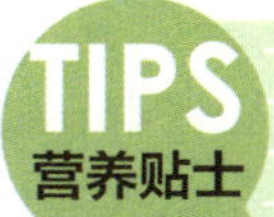

醉蟹炖鸡

主料 净鸡(已处理好的)500克，螃蟹200克

配料 高汤300毫升，冬笋、糖、精盐、蒜汁、花雕酒、生抽、姜汁、各适量，苦菊少许

步骤

1. 活螃蟹处理干净，放进冷冻室冻死后，再晾干；冬笋削皮，切片。
2. 用花雕酒、生抽、糖、姜汁、蒜汁、精盐做成调料，调匀，放入螃蟹浸泡24小时。
3. 炖锅中加入高汤，放入调好的调料后，把鸡、冬笋片放入锅中煮沸，然后把浸泡好的螃蟹放入锅中炖熟，盛入碗中，点缀上苦菊即成。

TIPS 营养贴士 此汤具有补益气血、清热解毒、利湿退黄、滋肝阴、充胃液等功效。

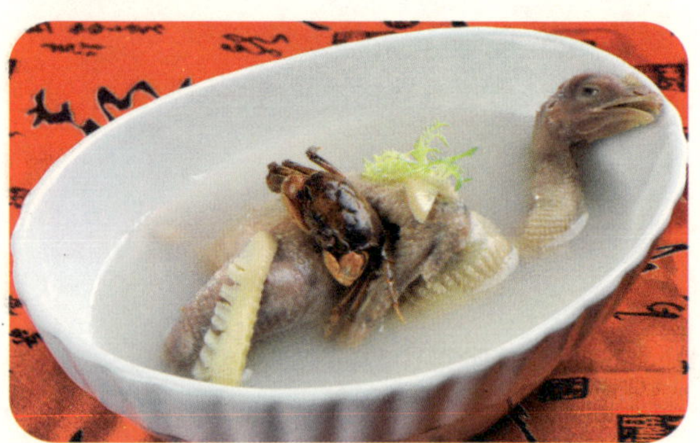

比管鱼炖豆腐

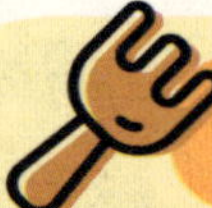

主料 豆腐200克，比管鱼、鲜笋各100克

配料 食用油、葱、姜、食盐各适量，香菜少许

步骤

1. 比管鱼洗净，鲜笋、豆腐切块，葱、香菜切段，姜切片。
2. 将食用油加热，放葱、姜爆香，加适量清水，水沸后下豆腐；开锅后，将比管鱼放入，然后盖上锅盖炖3分钟，捞出葱段、姜片，加食盐、香菜即可食用。

TIPS 营养贴士 此汤具有滋阴、清热、明目等功效。

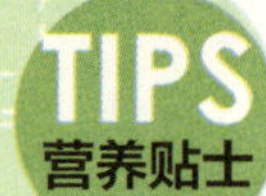

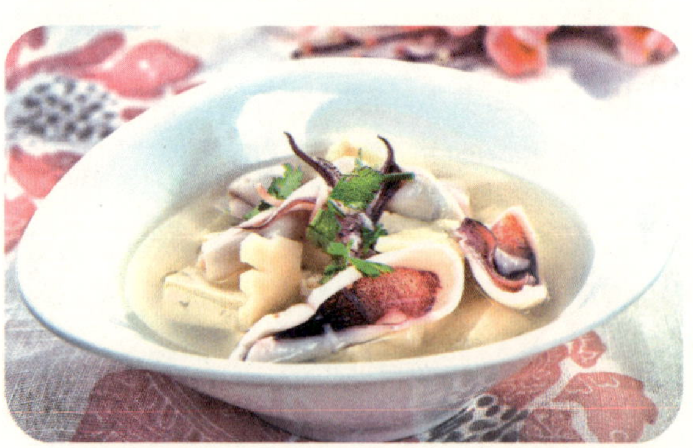

·阴虚体质·

花生乌鱼汤

主料 乌鱼 300 克，花生仁 150 克

配料 精盐、味精、红枣各适量

步骤

1. 乌鱼去皮、内脏，洗净，放入煲内煮 5 分钟，取出洗净。
2. 洗煲，重新添水，将乌鱼、花生和红枣放入煲内，用文火煮 2 小时，加入精盐、味精调味即成。

TIPS 营养贴士 此汤具有补气养阴，益精血、补虚损等功效。

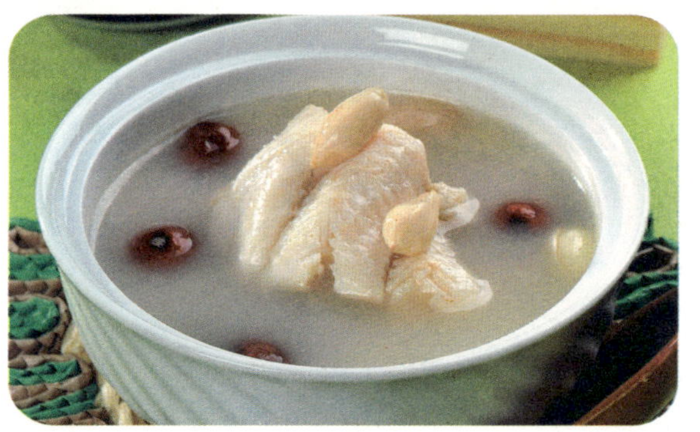

黄豆瑶柱兔肉汤

主料 江瑶柱 60 克，黄豆 150 克，兔肉适量

配料 荸荠（去皮）10 个，盐适量

步骤

1. 先将黄豆、荸荠洗净；江瑶柱用清水浸软；兔肉洗净，切块。
2. 把黄豆、荸荠、江瑶柱放入锅内，加适量清水，武火煮沸后放入兔肉，煮沸后再用文火煲 3 小时，用盐调味即可。

TIPS 营养贴士 此汤具有和中开胃、温中下气、益气健脾等功效。

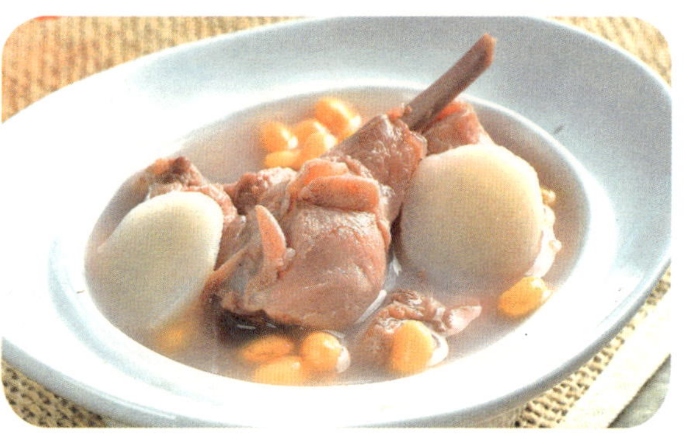

萝卜丝墨鱼汤

主料 青萝卜 300 克，墨鱼 200 克

配料 料酒、盐、植物油各适量，生姜、大葱各少许

步骤

1. 青萝卜去皮洗净后切丝，墨鱼处理干净后切条，大葱切丝，生姜切片。
2. 锅中烧热植物油，加入姜片爆香，倒入葱丝、青萝卜丝炒 1 分钟，再倒入墨鱼条炒 1 分钟，加盐调味。
3. 锅中倒入料酒和清水，大火炖煮约 2 分钟即可。

TIPS 营养贴士 此汤具有补益精气、健脾利水、养血滋阴、温经通络等功效。

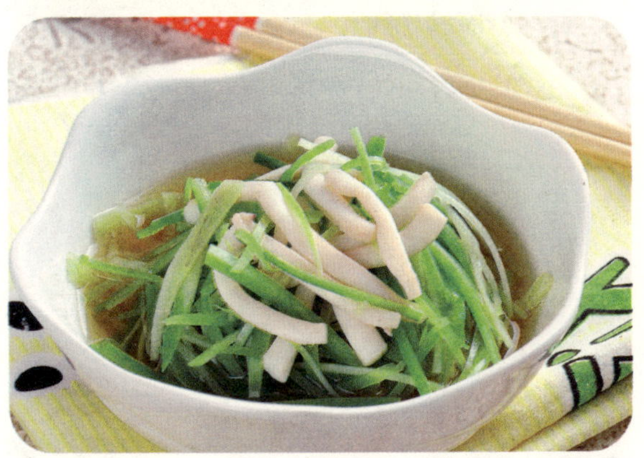

黄瓜煲墨鱼汤

主料 墨鱼 100 克，黄瓜 1 根，鲜枸杞适量

配料 葱叶、鲜汤、料酒、葱姜汁、碱、盐、味精、香油各适量

步骤

1. 黄瓜切片；墨鱼处理干净后切片，加碱腌一下，洗净沥干水分；葱叶切花。
2. 锅置火上，倒入鲜汤，放入黄瓜片、墨鱼片，烹入料酒，放入葱花、鲜枸杞、葱姜汁、盐、味精煮沸。
3. 待墨鱼片煮熟，撇去浮沫，滴香油即成。

TIPS 营养贴士 此汤具有补益精气、健脾利水、养血滋阴等功效。

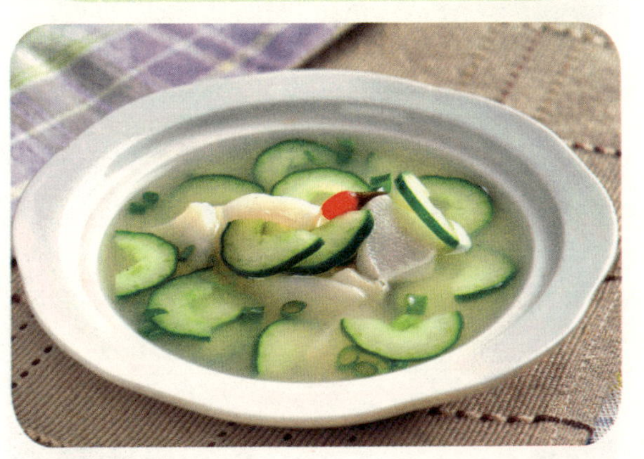

·淤血体质·

白菜冬笋炖肘子

主料 肘子500克，冬笋150克，白菜100克

配料 葱段、姜片、枸杞、花椒粉、食盐、干辣椒段各适量，香菜叶少许

步骤

1. 冬笋去皮切小块；白菜切片；肘子入沸水锅中煮制，撇净浮沫，煮至半熟捞出。
2. 另起锅加入凉水，放入肘子、葱段、姜片、花椒粉、干辣椒段、食盐，水开后，转小火炖2小时，放入冬笋块、白菜片、枸杞，转中火炖至菜熟，点缀香菜叶即可。

TIPS 营养贴士 此汤具有和血脉、润肌肤、填肾精、健腰脚等功效。

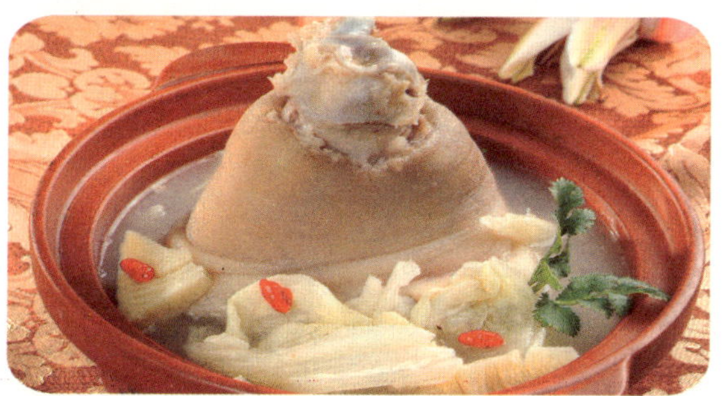

山楂红枣煲牛肉

主料 牛肉300克，山楂30克，红枣40克

配料 姜片、葱段、精盐适量

步骤

1. 将牛肉洗净后切块；山楂、红枣洗净，山楂去核。
2. 将处理好的牛肉放入瓦煲内，再加入姜片、葱段煲2个小时，然后加入山楂、红枣继续煲15分钟，拣去姜片、葱段，加入精盐即成。

此汤有补中益气、活血化瘀、滋养脾胃等功效。

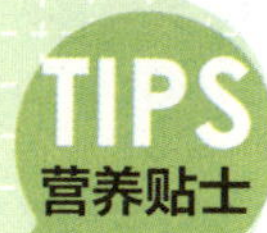

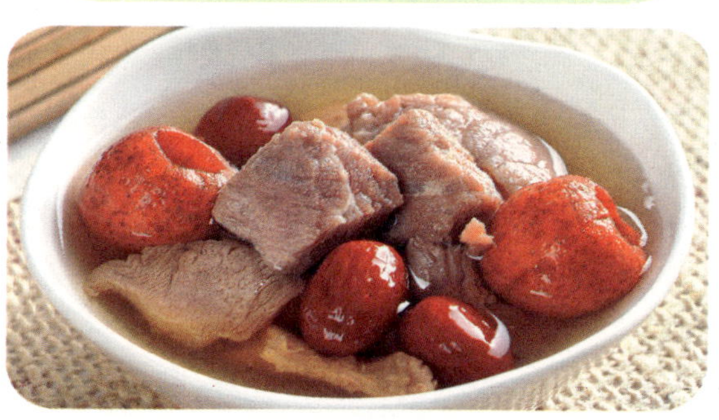

草菇丝瓜汤

主料 草菇 6 个，丝瓜 1 根

配料 植物油、盐、姜、蒜、鸡精、胡椒粉各适量，枸杞少许

步骤

1. 草菇洗净切片，丝瓜洗净切片，姜去皮切丝，蒜剥皮切末，枸杞洗净。
2. 锅置火上，倒入植物油烧热，加入蒜末、姜丝爆香，倒入草菇片、丝瓜片翻炒，加入盐调味，添入清水烧煮。
3. 出锅前加入枸杞，用鸡精、胡椒粉调味即成。

TIPS 营养贴士 此汤具有活血、通经、解毒、美白抗衰老、滋阴壮阳等功效。

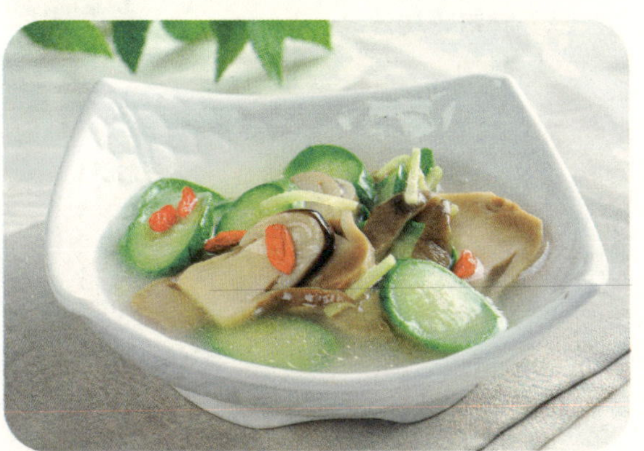

鱼片羊肉汤

主料 鲫鱼 1 条，带皮熟羊肉 500 克

配料 大葱 1 根，植物油、绍酒、黄酒、酱油、精盐、糖、胡椒粉、卤汁各适量，香菜梗少许

步骤

1. 鲫鱼去头去尾，取鱼肉切片；熟羊肉切块；大葱切细丝；香菜梗切段。
2. 锅热油，加入葱丝爆香，放鱼片略煎，放入羊肉块，加入绍酒、黄酒、酱油、精盐、清水，大火煮沸转小火烧熟。
3. 加入糖、胡椒粉调味，浇上卤汁，略煮片刻，点缀葱丝、香菜梗即可。

TIPS 营养贴士 此汤具有活血通络、温中下气、补体虚等功效。

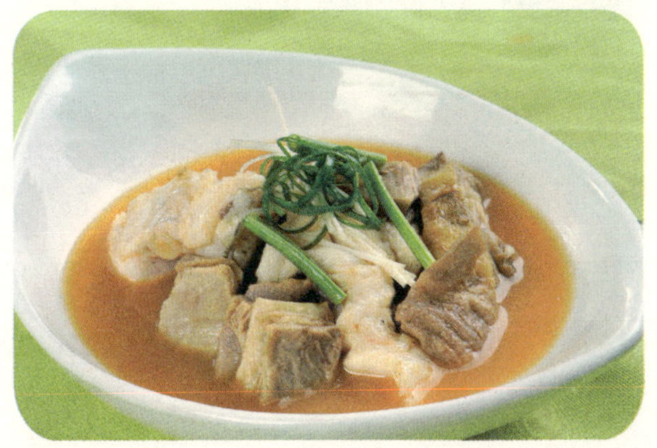

·气郁体质·

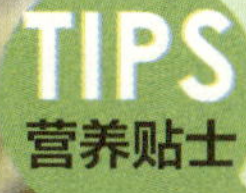

胡萝卜蘑菇汤

主料 胡萝卜 100 克，蘑菇 30 克，黄豆、西蓝花各 20 克

配料 色拉油 4 毫升，精盐 3 克，白糖 1 克，清汤适量

步骤

1. 胡萝卜去皮切块，蘑菇切片，西蓝花撕成小朵，黄豆先浸泡再煮熟。
2. 锅置火上，倒入色拉油，油热后加入胡萝卜、蘑菇翻炒，然后倒入清汤，以中火烧煮。
3. 待胡萝卜、蘑菇煮熟后，倒入黄豆、西蓝花同煮，最后加入精盐、白糖调味即可。

TIPS 营养贴士 此汤有排毒、润肠、健脾、补气等功效。

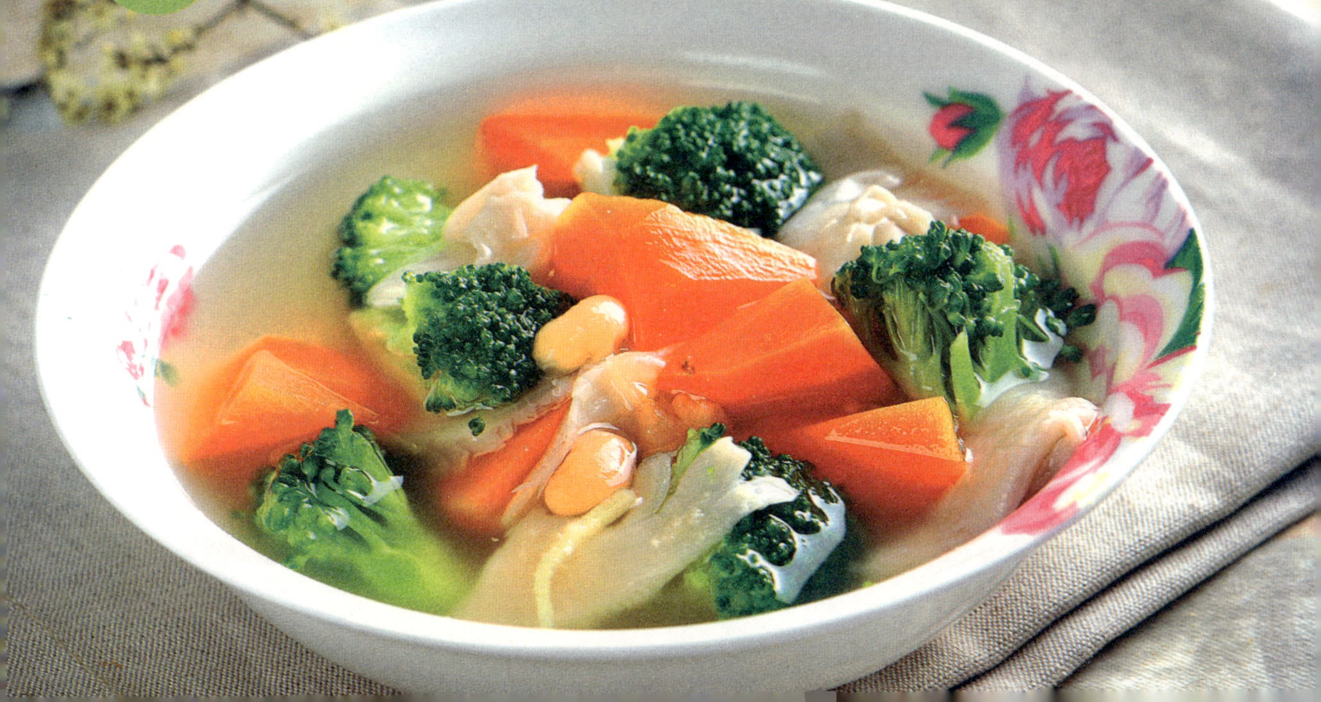

青苹果鲜虾汤

主料 大虾、青苹果各适量

配料 高汤、姜片、精盐、胡椒粉、葱花各适量

步骤

1. 大虾去壳，洗净；青苹果去皮，洗净切块。
2. 锅置火上，倒入高汤，大火煮沸，再放入虾壳、姜片，煮 10 分钟。
3. 拣出姜片、虾壳，放入青苹果块，加精盐、胡椒粉调味，煮沸后放入大虾，待虾煮至变红时，撒上葱花即成。

TIPS 营养贴士 此汤具有补肾壮阳、益心气、缓解疲劳等功效。

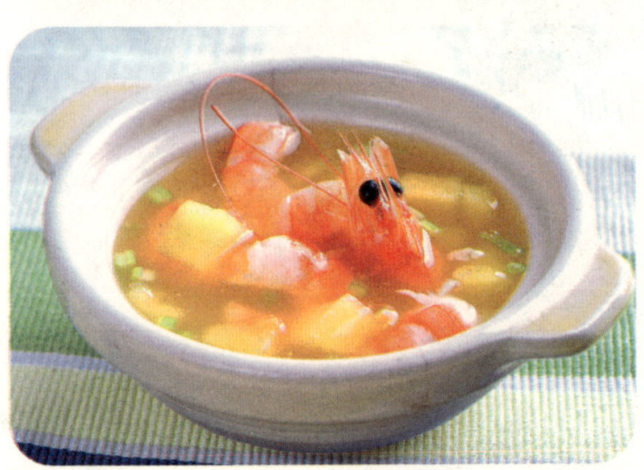

陈皮萝卜煮肉圆

主料 白萝卜、羊肉各适量

配料 陈皮、姜、盐、鸡精、胡椒粉、香菜各适量

步骤

1. 将羊肉剁成肉馅，加入盐、鸡精搅拌均匀；白萝卜、陈皮均切成丝；姜去皮切末；香菜洗净切段。
2. 坐锅点火，倒入水，待水开后放入萝卜丝，烫熟后捞入碗中，在萝卜汤中加入陈皮、姜末，将肉馅挤成丸子入锅，煮熟后放入萝卜丝，加盐、胡椒粉调味，放入香菜段即可。

此汤具有补气滋阴、暖中补虚等功效。 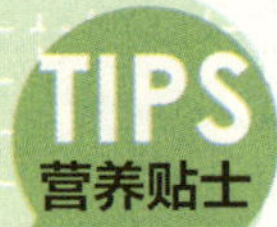

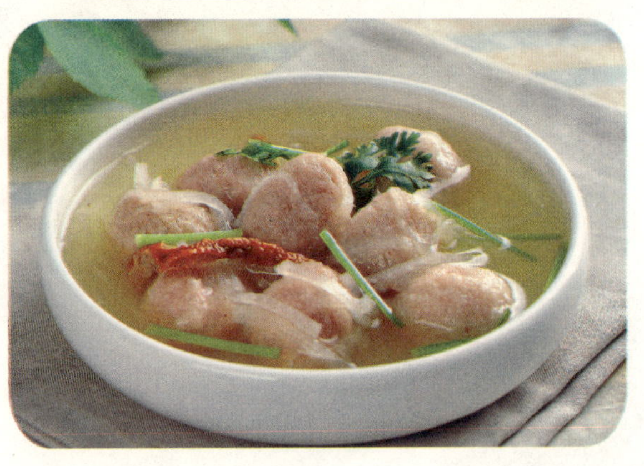

· 特禀体质 ·

椰汁芋头滑鸡煲

主料 荔浦芋头 1 个，三黄鸡 1 只

配料 青、红椒各 1 个，葱段、姜片、蒜片、盐、鸡粉、生粉、蚝油、料酒、色拉油、椰汁、蛋奶各适量

步骤

1. 三黄鸡切块，用盐、鸡粉、蚝油、生粉腌制，滑油后捞出；荔浦芋头去皮后切成大的菱形块，放入油锅炸至微黄捞出；青、红椒洗净去蒂，切片。
2. 原锅旺火烧热，倒入少许色拉油，放入葱、姜、蒜、青红椒片爆香，再爆炒鸡块，烹入料酒，加水煮开后放入芋头，小火煮 8 分钟，倒入椰汁和蛋奶，大火煮开即可。

TIPS 营养贴士 此汤有缓解过敏症状、增强抵抗力等功效。

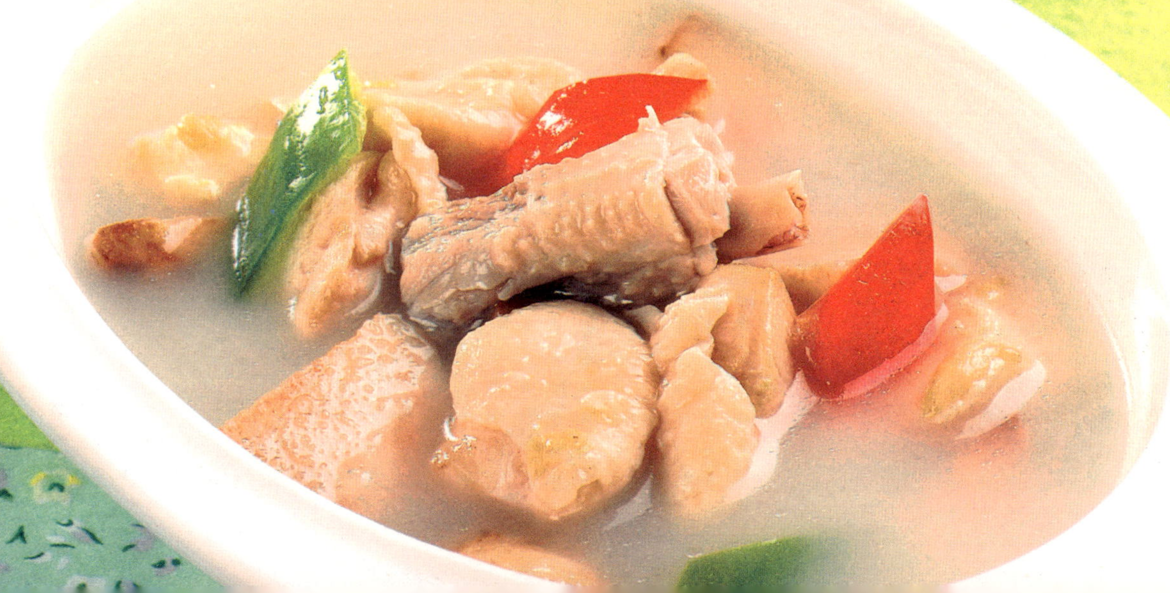

茶树菇炖肉

主料 猪肉 300 克，茶树菇 500 克

配料 植物油、料酒、酱油、白糖、葱、姜、食盐、八角、桂皮各适量

步骤

1. 茶树菇去根，洗净；猪肉洗净，切片，焯水后捞出控水；姜切片；葱切花。
2. 锅置火上，倒入植物油，烧至五成热，放入姜片煸炒出香味，再放入肉片煸炒至七成熟。
3. 添加料酒、酱油、食盐翻炒片刻，放入白糖，加水煮熟，倒入电压力锅内，放入茶树菇、八角、桂皮，炖 40 分钟即可。食用时撒上葱花。

TIPS 营养贴士 此汤具有养胃健脾、养阴润燥、增强免疫力等功效。

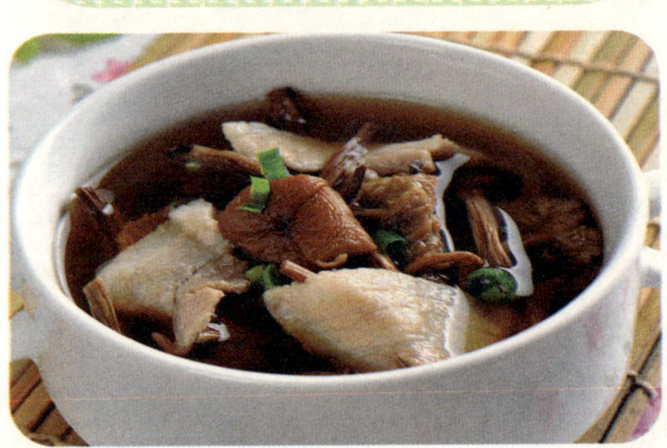

青瓜鸡片汤

主料 鸡胸脯肉 250 克，玉兰片 75 克，黄瓜 50 克，鸡蛋清 25 克

配料 白醋、香油、姜汁、料酒、香菜、胡椒粉、淀粉（玉米）、精盐各适量

步骤

1. 鸡胸脯肉、黄瓜洗净后切薄片，玉兰片洗净，香菜洗净切段，肉片用水淀粉抓匀。
2. 坐锅点火，加入适量清水、精盐、料酒、姜汁，待汤将开时，放入肉片、玉兰片，汤烧开后，将肉片和玉兰片捞出，放入碗内。
3. 汤撇去浮沫，放入胡椒粉、黄瓜片、醋和香菜段，淋上香油，浇入碗内即成。

TIPS 营养贴士 此汤具有健脾胃、促消化、强筋骨、增强免疫力等功效。

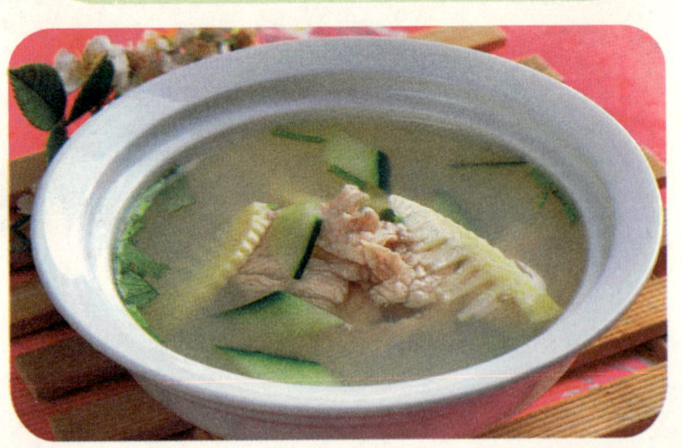

第四章

强身健体汤

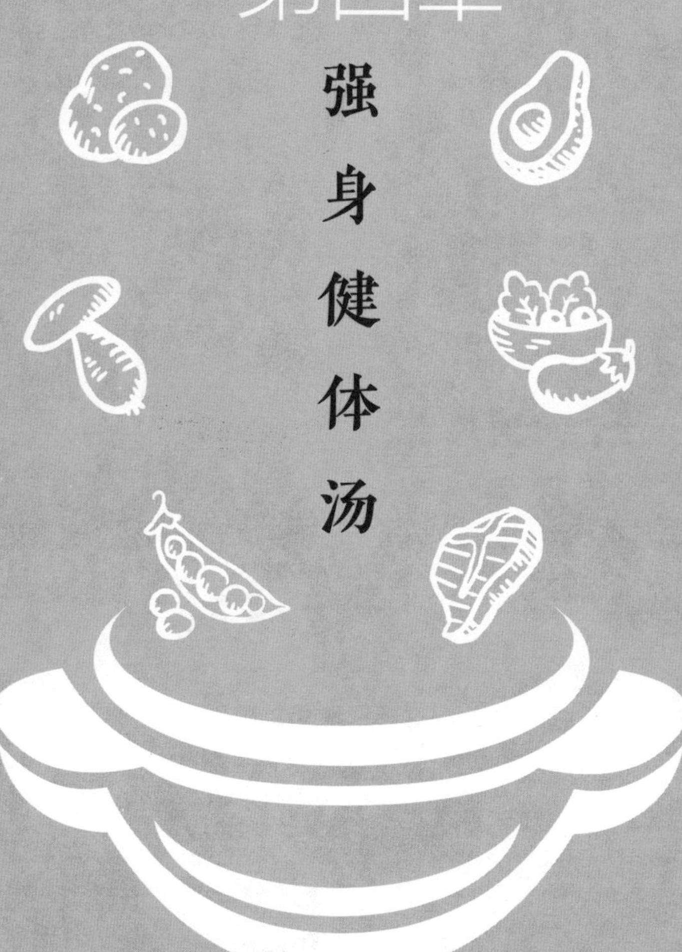

煲汤常用食材

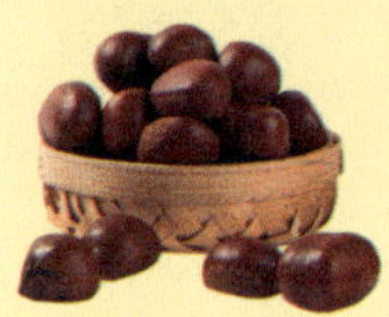

【板栗】

又称栗子，含有多种维生素、胡萝卜素、蛋白质、碳水化合物、脂肪、钙、磷、钾等，有健脾养胃、补肾活血、止血等功效。

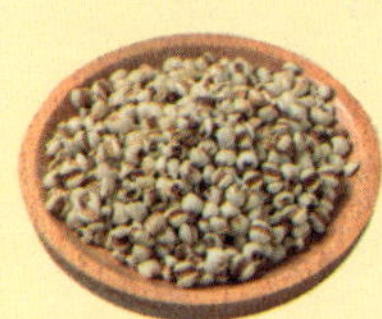

【薏米】

又称薏苡仁、薏仁，富含维生素E、维生素B1、薏苡仁酯、薏苡素、镁、钙、铁、锌等，有利水渗湿、健脾祛湿、除痹止泻、清热解毒、排脓散结等功效。

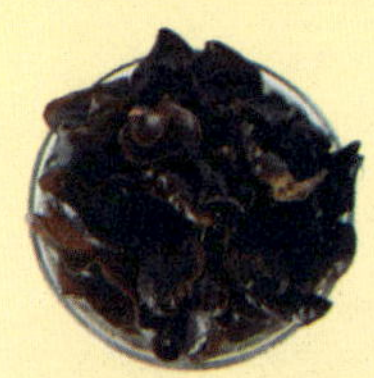

【黑木耳】

富含粗纤维、B族维生素、麦角甾醇、胡萝卜素、磷脂、木耳多糖等，有补气血、润肺养阴、补血止血、降压抗癌等功效。

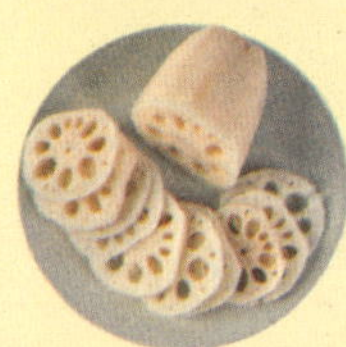

【莲藕】

富含碳水化合物、多种维生素、蛋白质、脂肪、钙、磷、铁等，有清热生津、凉血止血、散瘀、健脾止泄等功效。

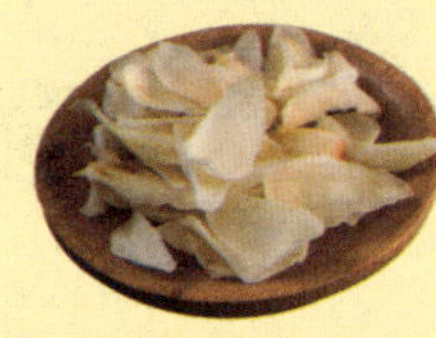

【百合】

含有微量元素、淀粉、蛋白质、酚酸甘油酯等，有养阴润肺，清心安神等功效，适用于阴虚有热之失眠心悸、阴虚燥咳等症状。

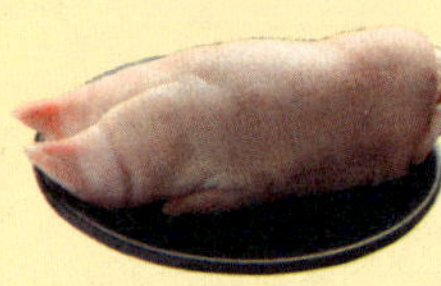

【猪蹄】

含有丰富的胶原蛋白、微量元素等，有美容、补虚弱、填肾精、健腰膝等功效，对产后缺乳、年老体弱、血虚等症状有辅助食疗效果。

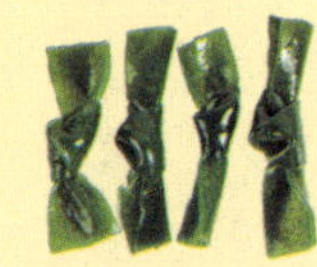

【海带】

富含碘、不饱和脂肪酸、食物纤维、矿物质钙、磷、铁等，有消痰软坚，利水消肿等功效，也可降低血压、降低胆固醇、促进胃肠蠕动、消除便秘及体内毒素等。

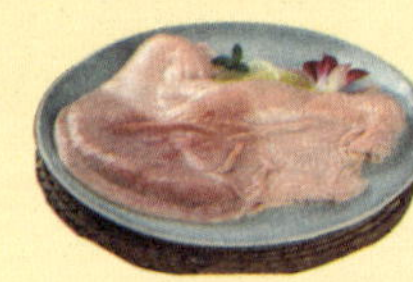

【猪肚】

含有多种维生素、矿物质、高蛋白、低脂肪，有补虚损、健脾胃等功效。

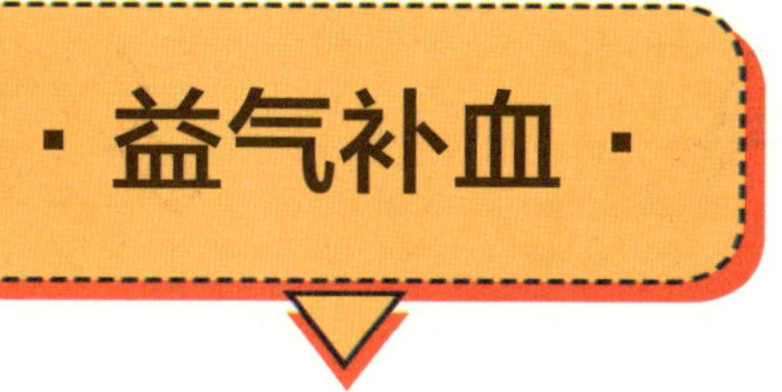

益气补血

参鸡汤

主料　童子鸡 1 只，大枣、板栗各 6 颗，人参 1 根，糯米、枸杞各适量

配料　姜、蒜瓣、胡椒粉、椒盐和盐各少许

步骤

1. 糯米提前一夜浸泡好；童子鸡洗净，把鸡脚去掉，鸡肚掏空，将糯米、大枣（一半）、板栗、人参和蒜瓣一层层码入鸡腹中，并用线把鸡肚缝好，捆上两腿和鸡身；冷水下锅，放入姜片，盖上锅盖，大火炖开，后转小火炖 40 分钟。
2. 炖好后，放入盐和胡椒粉调味，再放入另一半大枣、枸杞。炖好的鸡肉可蘸着椒盐吃。

TIPS 营养贴士　此汤具有补气生血、益智安神、滋养身体等功效。

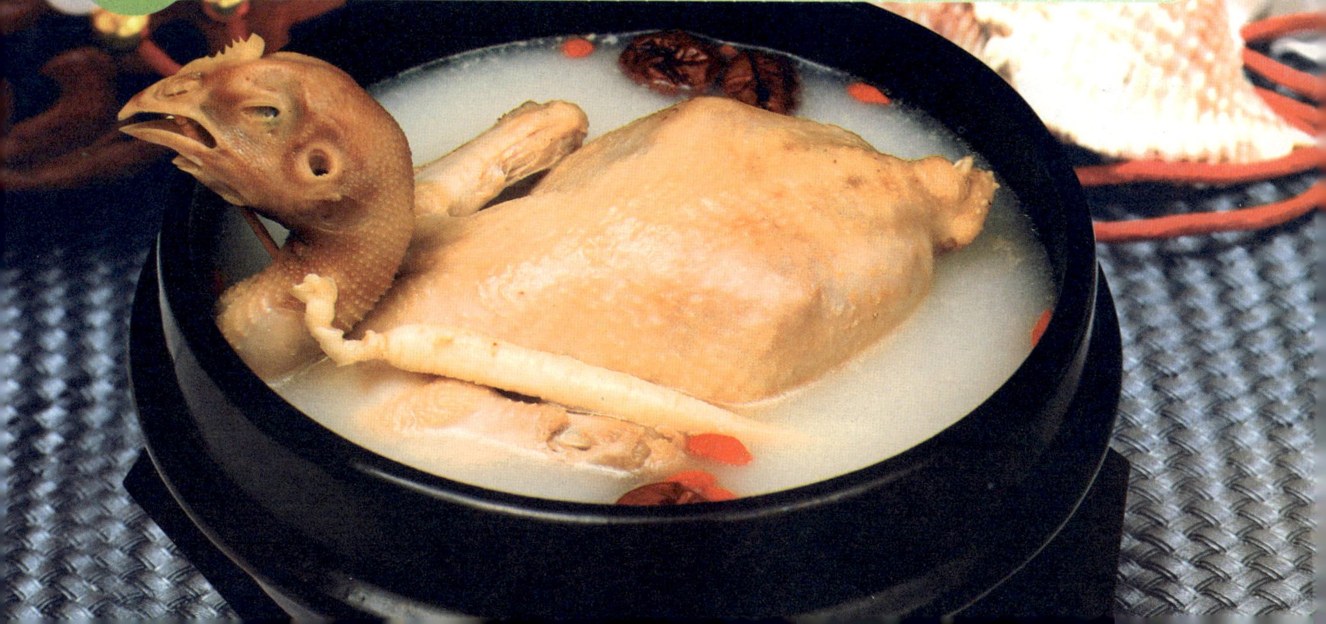

XO酱牛尾汤

主料 牛尾两段，胡萝卜、西红柿各50克，咸菜丝适量

配料 XO酱、洋葱、葱花、食用油、食盐各适量

步骤

1. 牛尾洗净后擦干水，刷上食用油，烤至棕色；胡萝卜切丁；西红柿、洋葱切块。
2. 把牛尾放入汤锅，加入热水，水沸后改中小火炖至酥烂；另起锅加入少许油，将西红柿炒至红亮，胡萝卜、洋葱炒至八成熟，加入XO酱及食盐调味。
3. 倒入汤锅中，煮沸后，改小火熬至汤汁变浓，撒上葱花，加咸菜丝即可。

TIPS 营养贴士 此汤营养丰富，具有补气养血、强筋骨等功效。

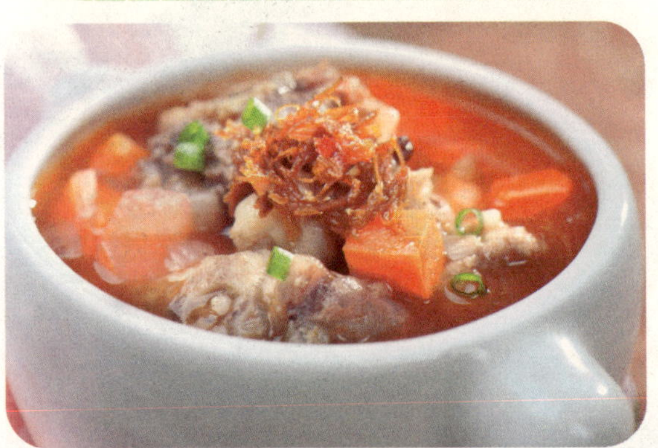

牛筋花生汤

主料 牛蹄筋100克，花生仁150克，胡萝卜120克

配料 姜片、赤砂糖各适量

步骤

1. 牛蹄筋洗净，切段；花生仁洗净；胡萝卜去皮洗净，切丁。
2. 将牛蹄筋、花生仁、姜片放入砂锅中，加水，文火炖煮90分钟后加入胡萝卜。
3. 煮至牛蹄筋与花生烂熟、汤汁浓稠时，加入赤砂糖，搅匀即可。

TIPS 营养贴士 此汤具有养血补气、强壮筋骨等功效。

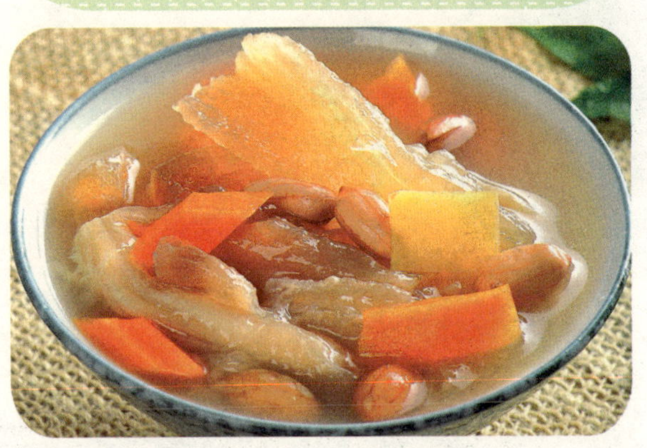

鲳鱼汤

主料　鲳鱼 1 条，豆腐 300 克

配料　鸡油、精盐、味精、料酒、鲜枸杞、姜、香葱、淀粉、高汤各适量

步骤

1. 将鲳鱼去鳞、去鳃、去内脏，划上刀花，用精盐、淀粉、料酒腌渍 10 分钟；豆腐用特制器具切花；姜洗净切丝；香葱洗净切末；鲜枸杞洗净备用。
2. 锅内倒入鸡油，油热时放入鲳鱼，两面煎至变色后，加入高汤、精盐、豆腐、姜、味精、枸杞，待鱼熟透后撒上香葱即可。

TIPS 营养贴士　此汤具有益气养血、补胃益精、利尿消肿等功效。

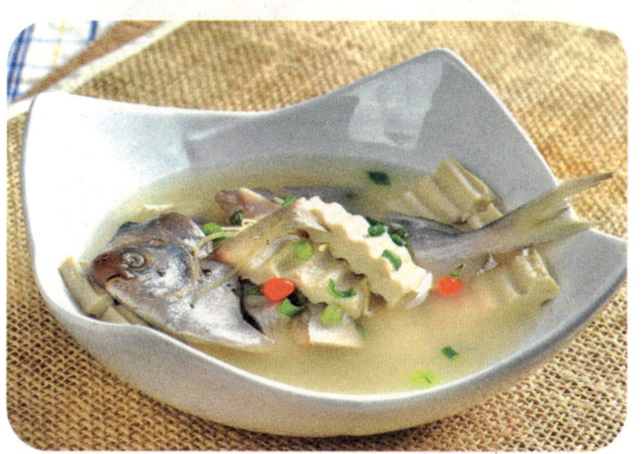

海带乌鸡汤

主料　乌鸡 1 只，海带 30 克，木瓜 1 个

配料　料酒、食用油、食盐、味精各适量

步骤

1. 将乌鸡切成块，海带切片，木瓜去皮后切块。
2. 锅内倒入食用油，油热后放入料酒、乌鸡块，翻炒片刻，锅内倒入适量水，再放入海带、木瓜一同炖煮，至熟后放入食盐、味精调味即可。

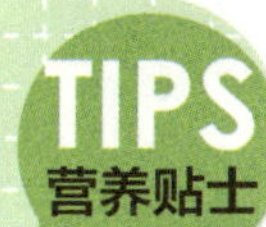

此汤具有补虚、安神定惊、滋阴补血等功效。

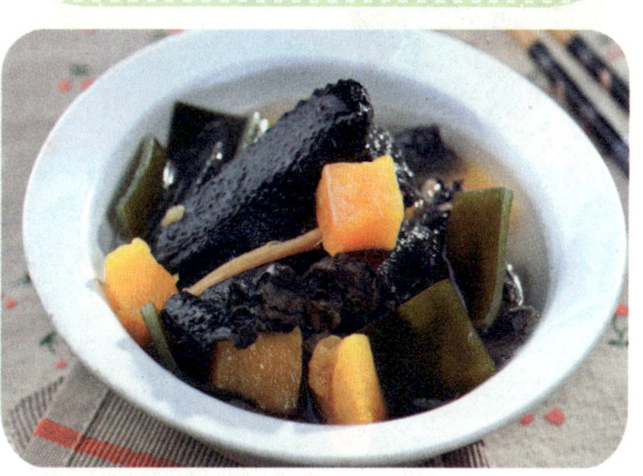

·养心润肺·

蜜枣银耳雪梨汤

主料 雪梨 350 克，银耳 30 克

配料 蜜枣、胡萝卜、冰糖、杏仁各适量

步骤

1. 将洗净的雪梨削皮切片；银耳泡发，撕成小朵；胡萝卜洗净后切花片，焯水；杏仁剥皮。
2. 锅中加入适量水，大火烧开后，放入雪梨、胡萝卜、银耳、杏仁、蜜枣和适量冰糖。
3. 小火煲 2 小时即可。

TIPS 营养贴士

此汤具有润肺止咳、补脾开胃、美容祛斑、益气养血、增强免疫力等功效。

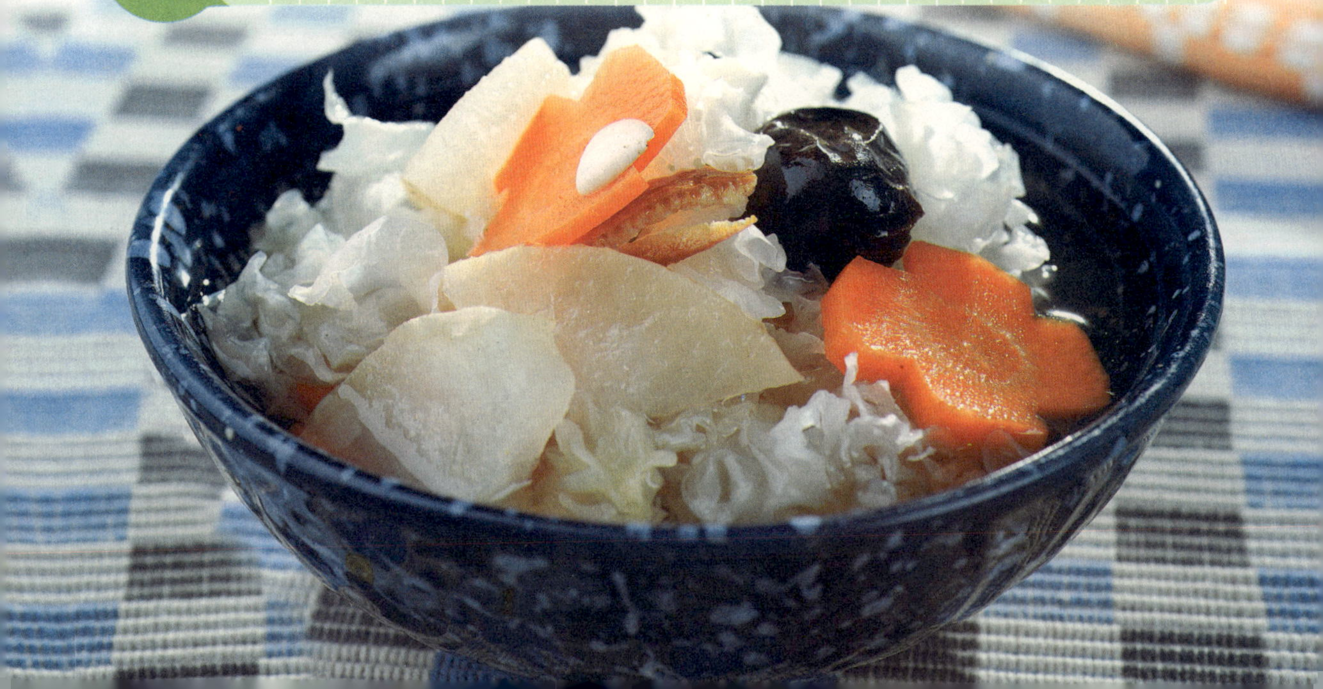

冰糖桂圆银耳汤

主料　桂圆 20 克，银耳 15 克

配料　西枸杞、冰糖、糖桂花各适量

步骤

1. 银耳泡发洗净，用手撕成小朵；枸杞洗净，用水泡 10 分钟。
2. 砂锅中倒入水，再放入银耳、桂圆，中火熬开后放入冰糖，小火煲 40 分钟，放入枸杞，再煲 10 分钟，撒上糖桂花即可。

TIPS 营养贴士　此汤具有滋阴润肺、养心安神、补气血、健脾开胃、美容养颜等功效。

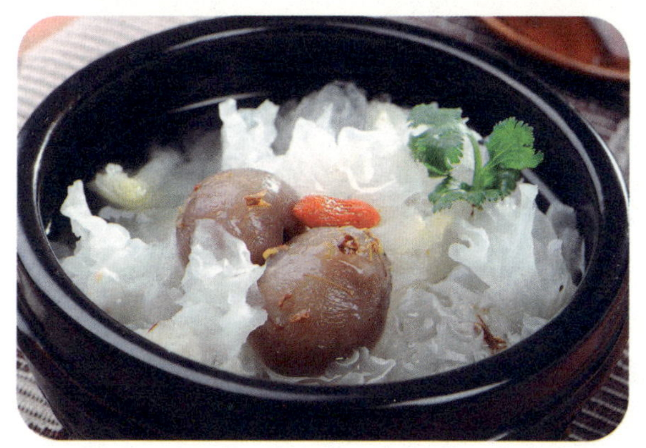

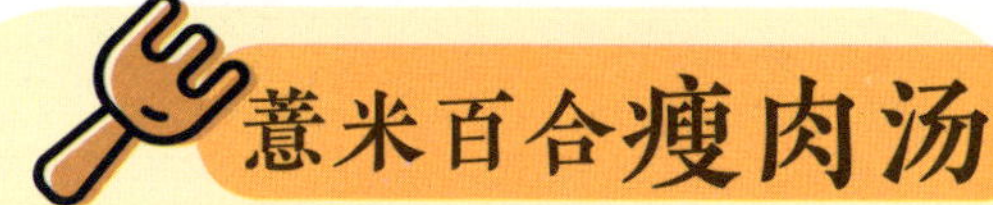

薏米百合瘦肉汤

主料　猪瘦肉、薏米、百合、莲子各适量

配料　胡萝卜少许，盐适量

步骤

1. 将薏米、百合、莲子倒入温水中浸泡 30 分钟，猪瘦肉和胡萝卜切成小块。
2. 锅中添水，煮沸后放入猪瘦肉焯水 1 分钟，捞出备用。
3. 锅中添水，煮沸后倒入全部食材，以大火煮沸，再转小火煮 2 小时，出锅前加盐调味即成。

此汤具有护发、润肺止咳、宁心安神、美容养颜等功效。

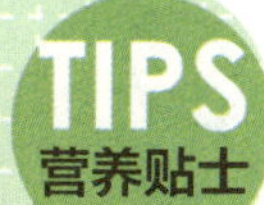

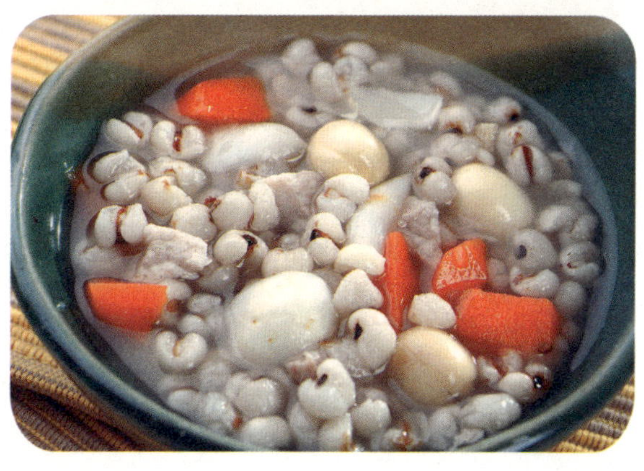

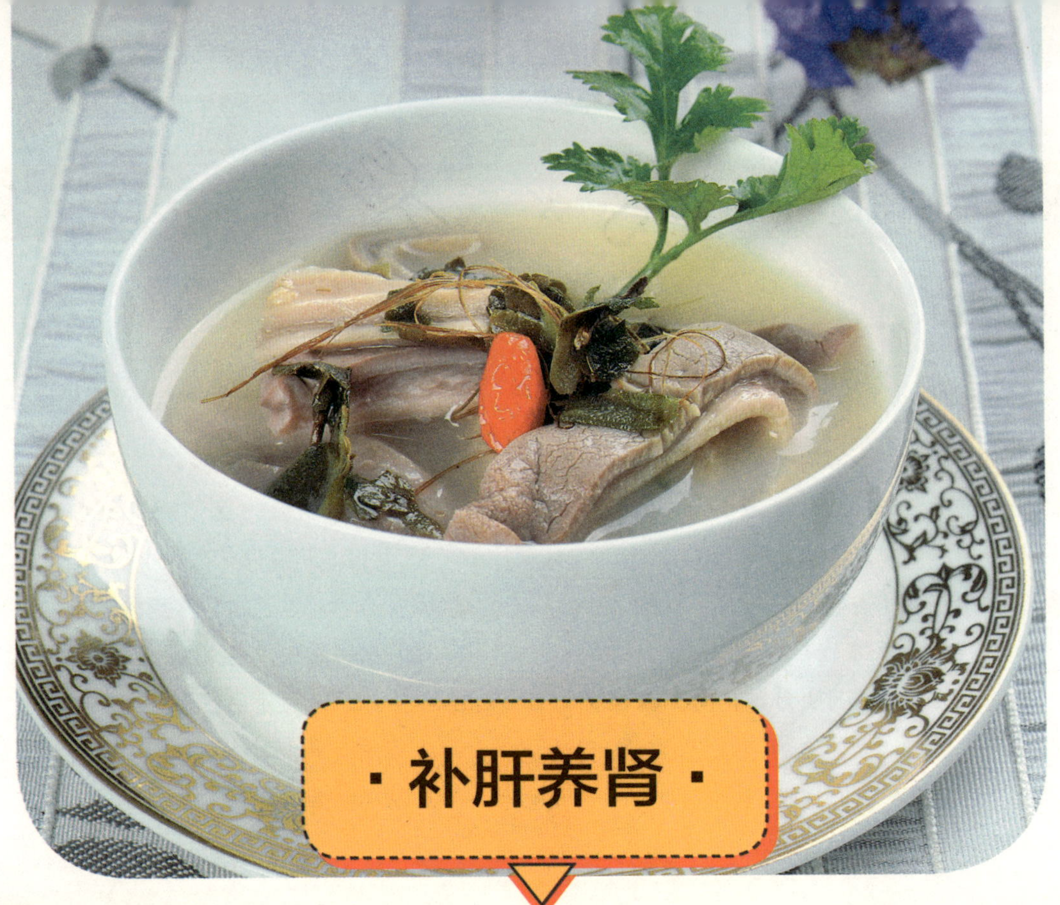

·补肝养肾·

枸杞猪肚汤

主料 猪肚 200 克，枸杞 5 克

配料 葱段、姜片、香叶、香茅草、精盐各适量

步骤

1. 将猪肚清洗干净，切成长段；枸杞、香叶、香茅草用清水浸泡 1 小时。
2. 将葱段、姜片、香叶、香茅草、枸杞和猪肚一起放入锅内，加入适量清水，用大火煮沸后，转小火煲 2 小时，加精盐调味即可。

TIPS 营养贴士 此汤具有补肾养肝、润肺明目、补虚损、健脾胃等功效。

淮杞炖兔肉汤

主料　兔肉 350 克

配料　淮山药、枸杞、干桂圆肉各适量，盐、鸡精、料酒、姜各少许

步骤

1. 将兔肉洗净后切成块，姜切片，淮山药切片。
2. 坐锅点火，倒入水，放入兔肉、姜片、桂圆肉、淮山药，加入料酒、鸡精调味，炖 1 小时。
3. 枸杞提前用温水泡好，加入汤中，改小火再炖 30 分钟，关火后加盐调味即可。

TIPS 营养贴士　此汤具有益气健脾、滋阴止渴、滋养肝肾等功效。

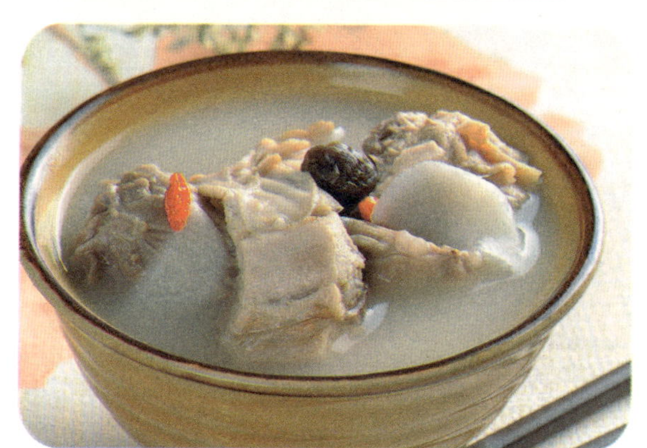

金针薯仔海肠汤

主料　海肠 100 克，红薯、金针菇各 200 克

配料　食用盐、清汤、鸡精、黄酒、葱、姜、蒜各适量，香菜少许

步骤

1. 海肠清洗干净，红薯洗净后切块，金针菇洗净后撕开，香菜切段，葱切段，姜、蒜切片。
2. 锅中倒入适量清汤，将处理好的葱、姜、蒜放入锅中，倒入黄酒，先将红薯块和金针菇放入锅中，稍煮片刻，之后放入海肠。
3. 炖煮 30 分钟之后，捞出葱、姜、蒜，放入食用盐、鸡精调味，撒上香菜即可。

TIPS 营养贴士　此汤具有健强脾胃、滋养肝肾、壮阳固精等功效。

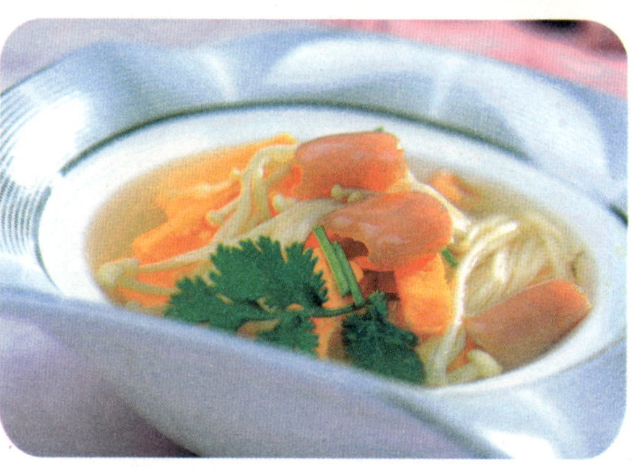

菠菜猪肝汤

主料 猪肝 180 克，菠菜 100 克

配料 花生油、生姜、盐、味精、白糖、枸杞、清汤各适量，胡椒粉、湿生粉各少许

步骤

1. 猪肝切成薄片，加湿生粉腌好；菠菜洗净；生姜去皮切丝。
2. 烧锅倒入花生油，待油热时，放入姜丝爆香，倒入清汤，用中火烧开，放入猪肝。
3. 待猪肝熟透时，放入菠菜、枸杞，加入盐、味精、白糖、胡椒粉，用大火滚 30 分钟即可。

TIPS 营养贴士 此汤具有补肝、明目、养血、增强免疫力等功效。

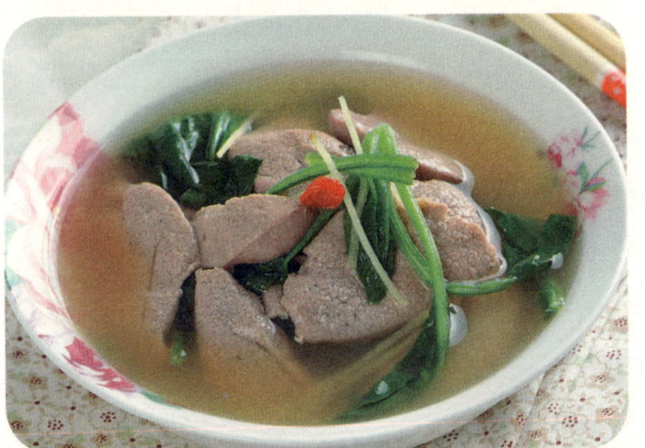

虫草炖麻鸭

主料 麻鸭 1 只，冬虫夏草 5 个

配料 高汤 500 克，姜、葱、食盐、料酒各适量

步骤

1. 把麻鸭处理干净，姜、葱切末，冬虫夏草泡发。
2. 麻鸭放入沸水中汆 30 秒，取出后用冷水清洗干净。
3. 炖锅内放入麻鸭、冬虫夏草，以及姜末、葱末、食盐、料酒、开水，先用大火烧开，转小火炖 2 小时，取出，捞去姜末、葱末，撇去浮沫，加高汤，再炖 1 小时即成。

TIPS 营养贴士 此汤具有平喘止咳、壮阳补肾等功效。

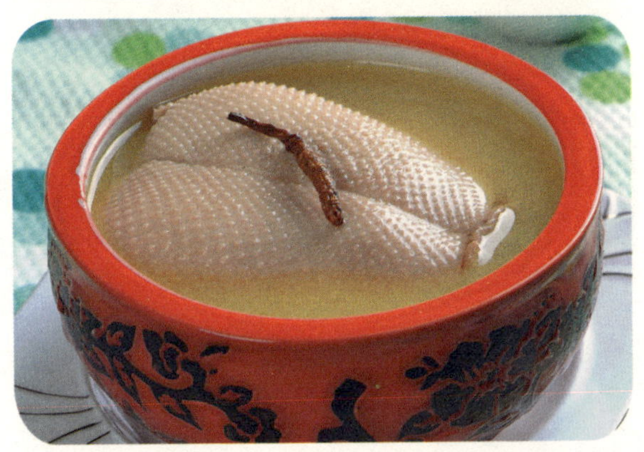

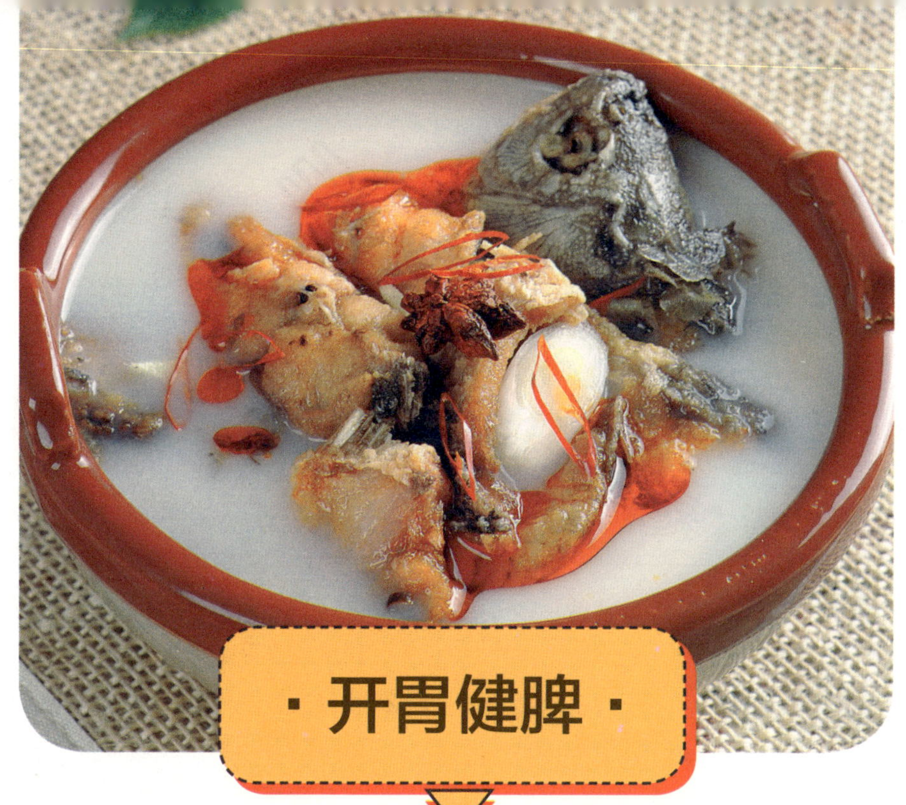

·开胃健脾·

农家锅鲫鱼汤

主料 鲫鱼 1 条

配料 葱、姜、蒜、红椒、白汤、料酒、八角、植物油、精盐、味精、鸡精、胡椒粉各适量

步骤

1. 红椒去蒂、去籽，切成小圈；葱切段；姜切片；蒜切块；鲫鱼处理干净，切块，用精盐、料酒、姜、葱腌渍 10 分钟。
2. 锅置火上，倒入植物油烧热，放入鲫鱼块煎炸，炸至金黄色捞起。
3. 净锅倒植物油，油热后加入姜片、蒜块、葱段、红椒爆香，倒入白汤、鲫鱼块，加料酒、八角、味精、鸡精、胡椒粉调味，待煮沸撇去浮沫即成。

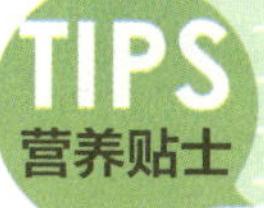

此汤有益气和中、健脾开胃、利水除湿、通乳催奶、增强免疫力等功效。

鹌鹑莲藕汤

主料 鹌鹑4只，藕250克

配料 葱段、姜片、精盐、料酒、剁椒各适量

步骤

1. 鹌鹑去头、脚、尾，处理干净后切块；藕去皮，切成滚刀块。
2. 鹌鹑放入凉水锅中，沸后煮2分钟，捞出，用清水冲去污沫。
3. 将鹌鹑、藕块放入锅中，加入适量的清水，放入葱段、姜片、料酒，大火煮沸后，转小火煮20分钟，放入精盐、剁椒拌匀，拣去葱段、姜片即可。

TIPS 营养贴士 此汤有健脾开胃、促进消化、生津止渴、益血补心等功效。

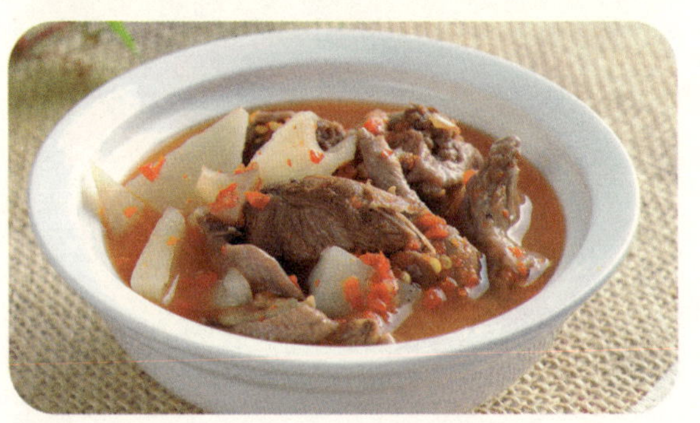

扣三丝汤

主料 鸡肉200克，香菇2个，火腿2片，冬笋50克

配料 姜片、葱段、葱花、酒、上汤各适量

步骤

1. 鸡肉洗净，加入姜片、葱段、酒拌匀，隔水蒸熟，然后切细丝；火腿洗净后切丝；冬笋去根和外皮，洗净后切丝；香菇浸软去蒂。
2. 香菇重叠铺于碗底，将鸡丝、火腿丝、冬笋丝整齐排于碗底，倒入部分上汤，然后隔水蒸30分钟。将蒸好的汤汁倒出备用，剩余食材倒入深盘中。
3. 倒出的汤汁加入剩余的上汤，入锅煮沸，最后倒入深盘中，撒上葱花即可。

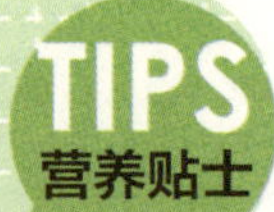

TIPS 营养贴士 此汤具有补虚养身、健脾开胃等功效。

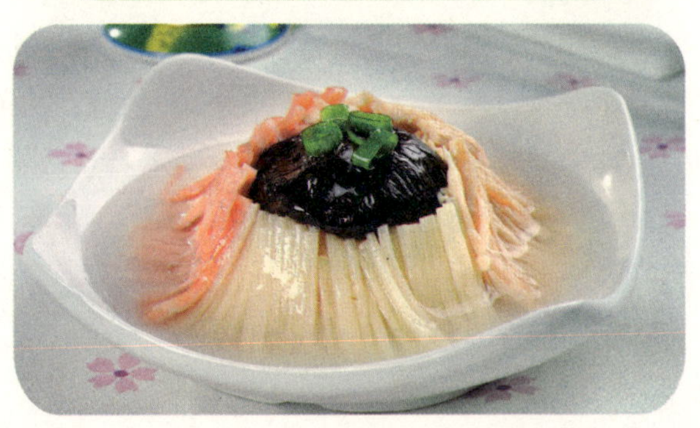

昂刺鱼豆腐汤

主料 昂刺鱼 1 条，豆腐适量

配料 葱段、姜片、盐、油各适量，香菜少许

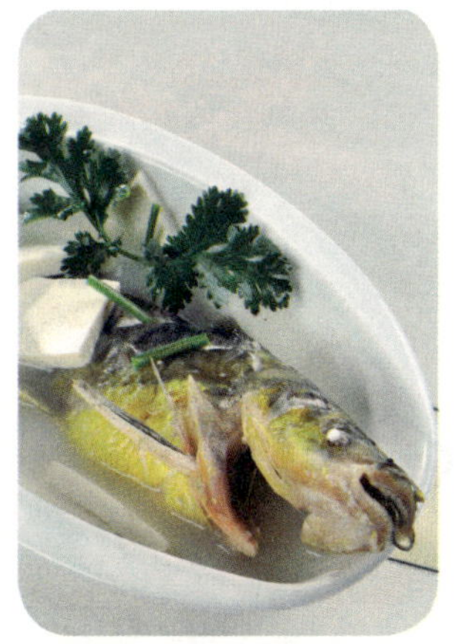

步骤

1. 昂刺鱼洗净，豆腐切块，香菜洗净后切段。
2. 锅中倒入少量油，下昂刺鱼煎，放入葱段、姜片出香味，加水大火烧开，转小火煮 20 分钟，转入砂锅中，放入豆腐，盖上锅盖焖一会儿，加盐调味，出锅撒香菜段即可。

营养贴士 此汤有益脾胃、利尿消肿、祛风、醒酒等功效。

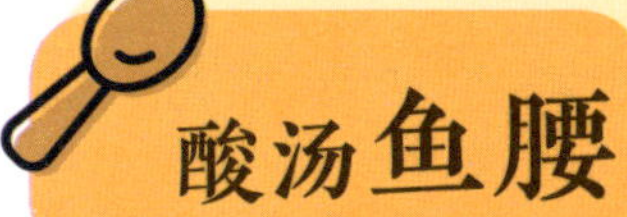

酸汤鱼腰

主料 鲢鱼肉、黄豆芽、西红柿各适量

配料 盐、味精、白糖、醋、料酒、葱末、姜末、蒜末、胡椒粉、花生油、泡椒、番茄酱、高汤各适量

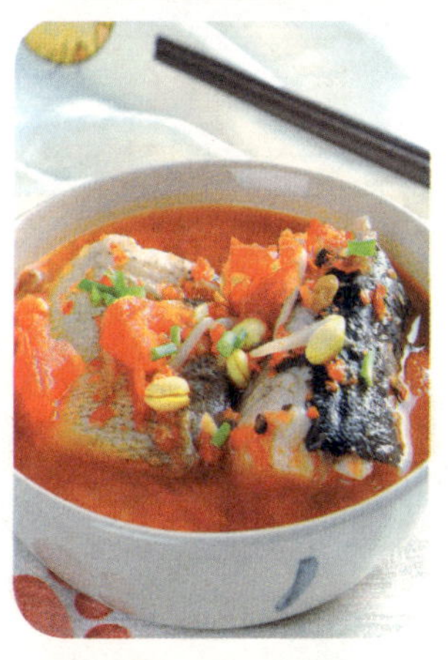

步骤

1. 鲢鱼肉切块，西红柿洗净后切块。
2. 锅中倒入花生油烧热，放入葱末、姜末、蒜末爆香，放入番茄酱、西红柿略炒，加泡椒及高汤，加入鱼块、黄豆芽，小火炖熟，放入盐、味精、白糖、醋、料酒、胡椒粉调味即可。

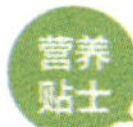

营养贴士 此汤具有健脾补气、温中暖胃、散热等功效。

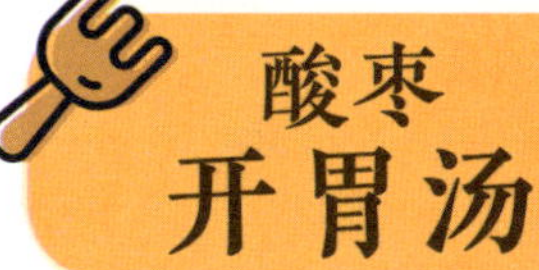

酸枣开胃汤

主料 酸枣 100 克

配料 白糖适量

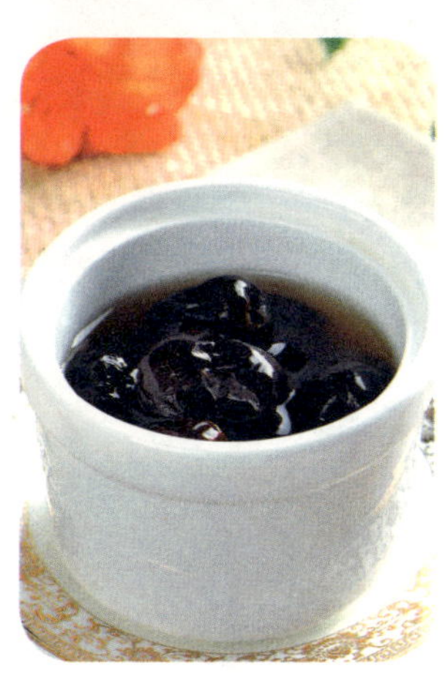

步骤

1. 酸枣放入锅内，加适量水。
2. 文火煮 60 分钟，加入白糖即可。

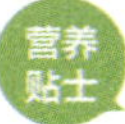

营养贴士 此汤具有很好的开胃健脾、生津止渴、消食止滞等功效。

·护眼健脑·

鸡肝茭白枸杞汤

主料 鸡肝200克，茭白30克，枸杞6克，蚕豆适量

配料 花生油、酱油、葱末、姜末各适量，精盐少许

步骤

1. 将鸡肝洗净后切块，氽水；茭白洗净后切块；枸杞洗净。
2. 净锅上火，倒入花生油，将葱末、姜末爆香，放入茭白煸炒，烹入酱油，倒入水，调入精盐，放入枸杞、蚕豆、鸡肝，煲至熟即可。

TIPS 营养贴士 此汤具有滋阴明目、养血滋补、清热利湿等功效。

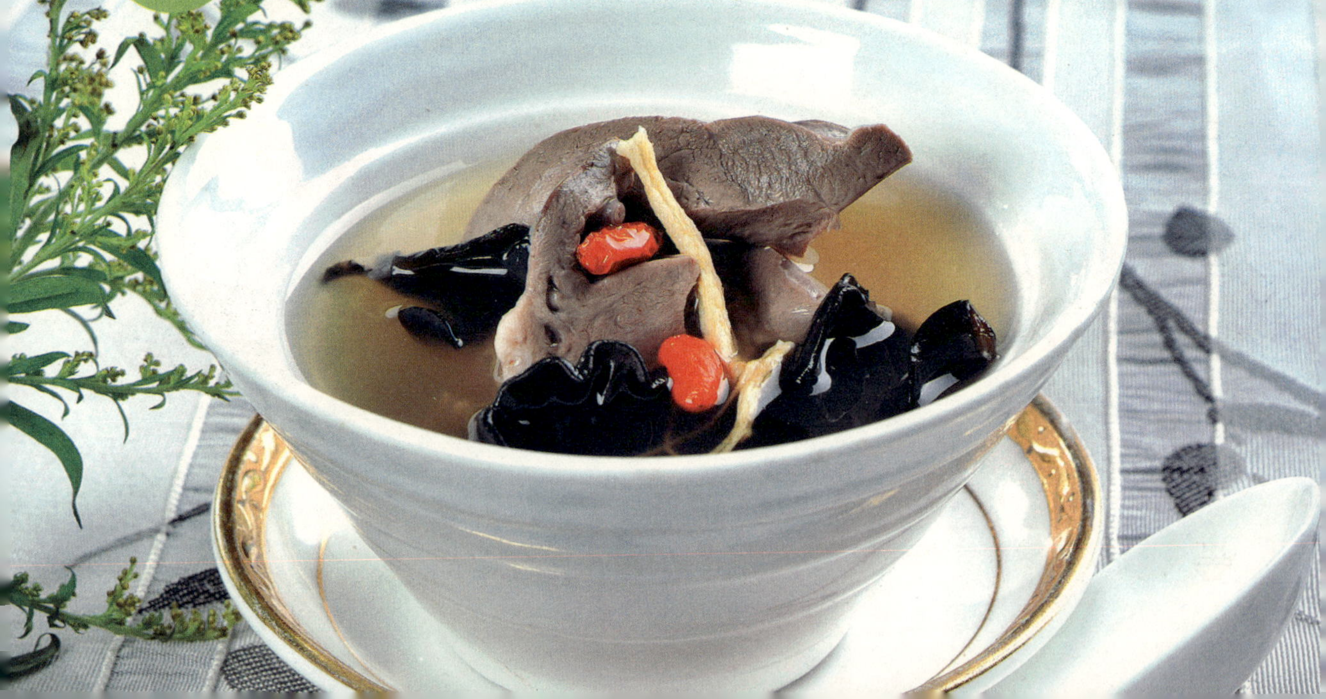

口蘑火腿竹荪汤

主料 干竹荪、口蘑各30克，火腿1根，萝卜菜苗少许，猪肉适量

配料 精盐、鸡油、鸡汤各适量

步骤

1. 干竹荪放入锅中焯水；口蘑放入清水中浸透，切成薄片；火腿切片；萝卜菜苗洗净；猪肉切块。
2. 锅置火上，倒入鸡汤，加精盐调味，煮沸后加入竹荪、口蘑、火腿、猪肉同煮。
3. 煮熟后，再加入萝卜菜苗略煮，盛出淋上鸡油即可。

TIPS 营养贴士 此汤具有益气补脑、宁神健体等功效。

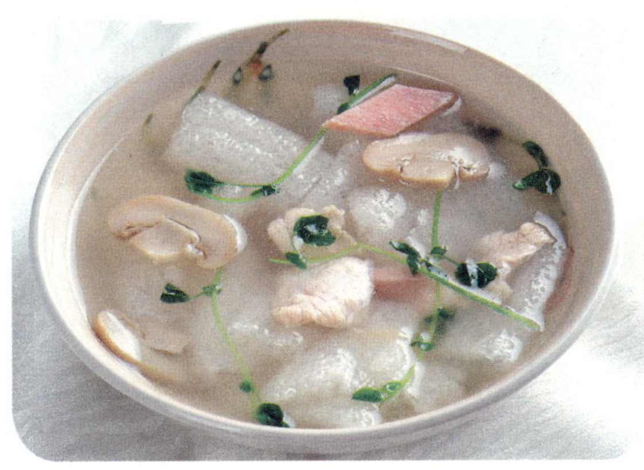

黄花煲猪肚

主料 猪肚100克，黄花菜200克，香菇少许

配料 植物油、盐、老酒、白糖各适量，香菜少许

步骤

1. 猪肚洗净后切条，放入沸水锅中焯一下；香菇、黄花菜分别泡发；香菜洗净。
2. 锅置火上，烧热后倒入植物油，油热后加入猪肚、香菇，加盐、老酒、白糖调味，炒匀后转至高压锅，加入清水、黄花菜，盖锅盖焖煮，熟后放香菜点缀即可。

此汤具有健脾胃、补虚、健脑、肌肤美容等功效。

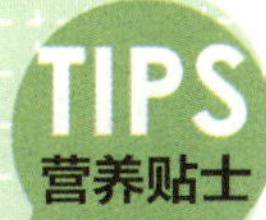

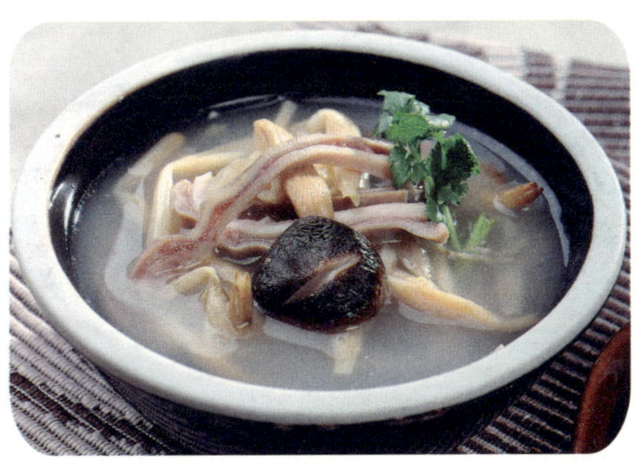

银耳枸杞山药汤

主料 山药 200 克，莲子 100 克，红枣 60 克，枸杞 30 克，鲜银耳 150 克

配料 冰糖适量

步骤

1. 银耳洗净，去根留叶；山药去皮切块；莲子、红枣洗净备用。
2. 锅中倒入清水，水沸后加入冰糖、山药、枸杞、莲子、红枣，不停搅拌，5 分钟后加入银耳，至熟即可出锅。

TIPS 营养贴士 此汤具有滋阴润肺、补血明目、美容养颜等功效。

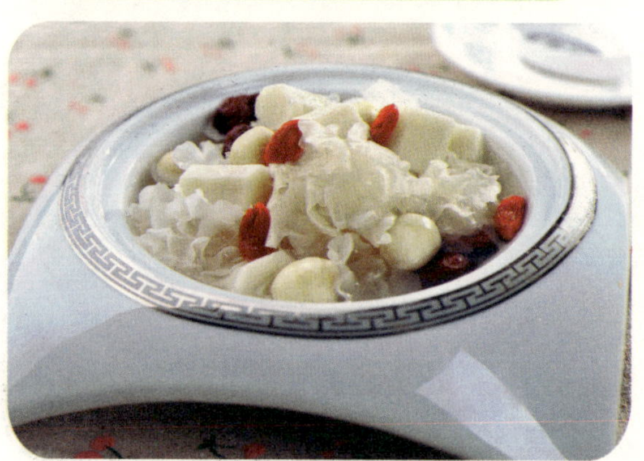

鱼头汤

主料 鳙鱼头 1 个，天麻片 15 克，香菇 35 克，虾仁 50 克

配料 植物油、胡椒粉、葱段、姜片、精盐、味精、猪油各适量

步骤

1. 虾仁洗净；香菇洗净，在顶部切十字刀花。
2. 将鳙鱼头洗净，放入烧热的植物油锅内煎烧片刻，加入香菇、虾仁略炒，加天麻片、清水、猪油、葱段、姜片、精盐、味精、胡椒粉，开锅后煮约 20 分钟出锅，拣去葱段、姜片即可。

TIPS 营养贴士 此汤具有补肾益脑、滋补肝肾、养血明目等功效。

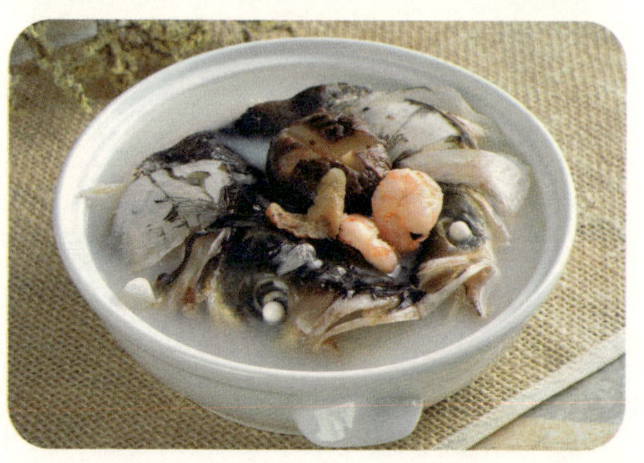

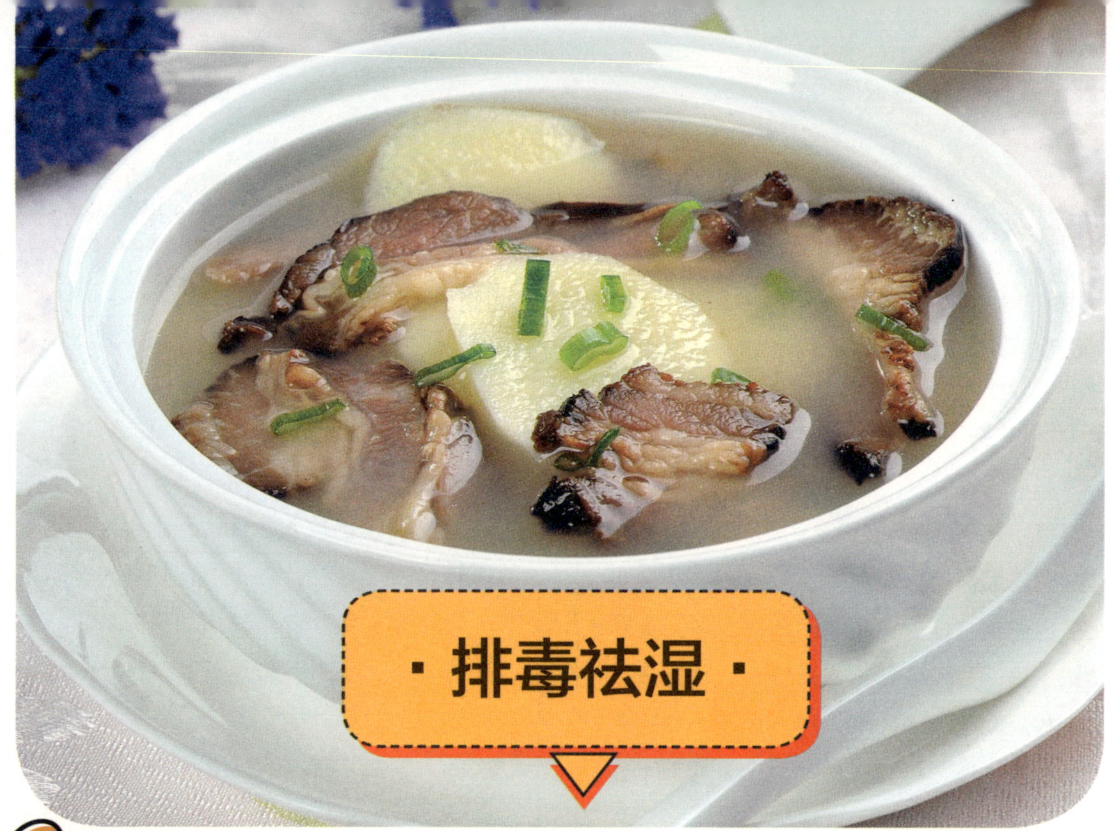

·排毒祛湿·

腊肉慈姑汤

主料 慈姑、腊肉各适量

配料 精盐、味精、色拉油、清汤、葱花各适量

步骤

1. 慈姑去皮，洗净后切片；腊肉切片。
2. 慈姑放入沸水锅中焯一下，然后浸凉。
3. 锅置火上，倒入色拉油烧热，加入清汤、慈姑、腊肉，大火煮沸后，转中火煮5分钟，加精盐、味精调味，撒上葱花即成。

TIPS 营养贴士

此汤具有健脾开胃、解毒消肿、利尿、滋补身体等功效。

红枣枸杞牛蛙汤

主料 牛蛙 500 克

配料 高汤 800 毫升，熟猪油、枸杞、干红枣、精盐、味精、白糖、葱、姜、大料、料酒、白胡椒面各适量

步骤

1. 先将牛蛙用热水氽一下，捞出。
2. 另起锅，倒入熟猪油，用葱、姜、大料炝锅，放入牛蛙，烹入料酒，加高汤，放入枸杞、干红枣，加入精盐、味精、白糖少许，将高汤烧开，小火炖至牛蛙熟透，出锅时放入白胡椒面。

TIPS 营养贴士 此汤具有滋阴补血、解毒消肿、补肾益精等功效。

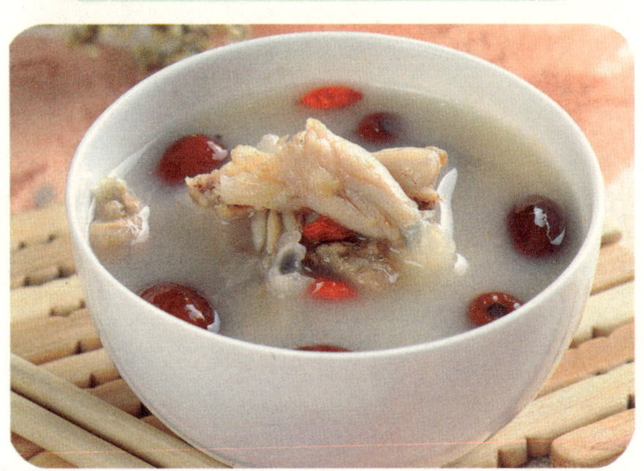

笋干老鸭汤

主料 老鸭 1 只，笋干适量

配料 料酒 30 克，油麦菜、盐适量

步骤

1. 笋干洗净，放入煮沸的开水里浸泡至发软，捞起冲净，沥干水，切段；老鸭宰好洗净，斩大块，焯水后捞起。
2. 将 8 碗水倒入瓦煲烧开，放入老鸭、笋干、油麦菜，大火煮沸。
3. 倒入料酒，转小火煲 2 小时，再放盐调味即可。

TIPS 营养贴士 此汤有除湿解毒、滋阴养胃等功效。

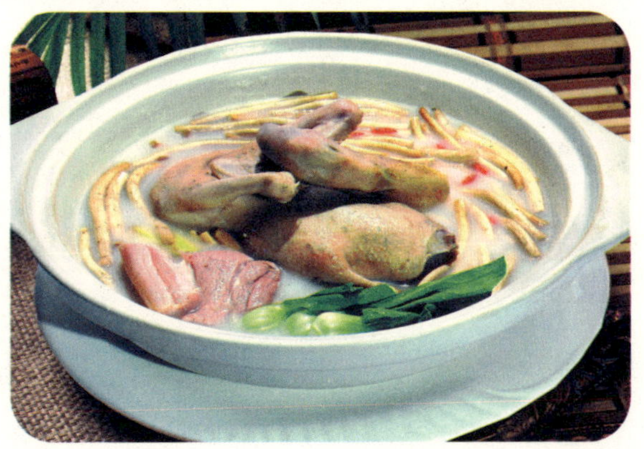

凉瓜排骨汤

主料　排骨 450 克，凉瓜 2 根

配料　鱼露、植物油各适量

步骤

1. 排骨洗净，切成小段；凉瓜去瓤，切条。
2. 锅中添水，煮沸后倒入排骨焯一下，然后用凉水冲干净备用。
3. 净锅置火上，倒入植物油烧热，加入凉瓜翻炒，再加入咸酸菜丝、排骨略炒，添入清水，以大火煮沸，再等 5 分钟转中火焖煮，煮熟后加鱼露调味即成。

TIPS 营养贴士　此汤具有清热解毒、利湿化滞、利尿等功效。

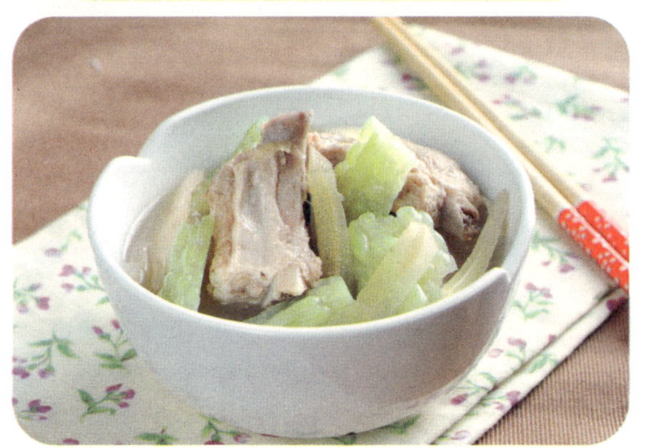

白果猪肚煲

主料　猪肚 600 克，白果（鲜）50 克

配料　红椒、姜片、盐、香菜、黑胡椒粉、鸡汤各适量

步骤

1. 猪肚洗净，切成块；白果剥去外壳洗净；红椒切成圈状；香菜洗净，切成段。
2. 在锅内放水烧开，把切好的猪肚块焯一下水。焯好的猪肚块及白果、姜片放入煲内，倒入适量的黑胡椒粉，加入鸡汤烧沸，撇去浮沫，盖好锅盖，用小火煲 3 小时左右，至猪肚烂熟时，放入红椒，加盐调味，撒上香菜即成。

TIPS 营养贴士　此汤具有健脾开胃、滋阴补肾、祛湿消肿等功效。

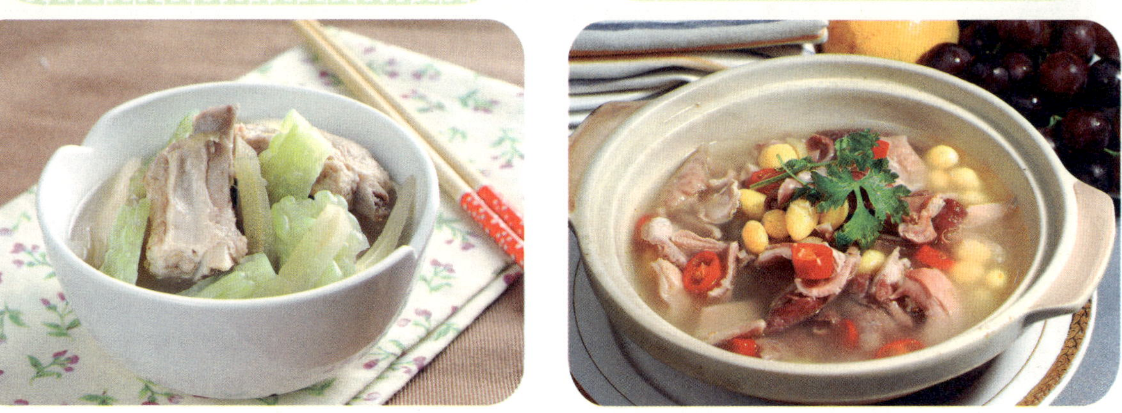

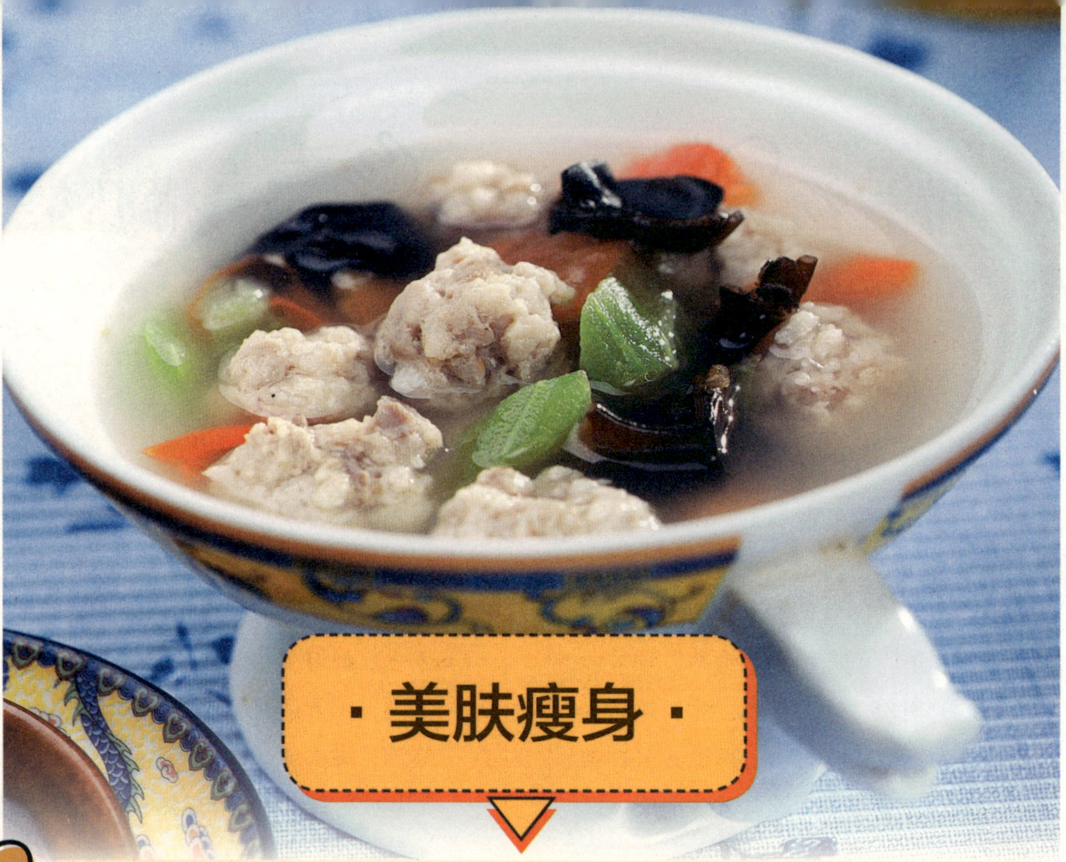

· 美肤瘦身 ·

丝瓜猪肉汤

主料 丝瓜 1 根，猪肉 50 克，胡萝卜、木耳各少许

配料 植物油、精盐、姜、葱、水淀粉各适量

步骤

1. 丝瓜去皮切块；猪肉剁碎，加入水淀粉、精盐搅拌均匀，捏成丸子；胡萝卜斜切片；木耳撕成小朵；姜切块；葱切段。
2. 油烧至五成热，放姜块、葱段煸香，放丝瓜、木耳、胡萝卜略炒，添入适量清水，放入肉丸，加精盐调味，待肉丸煮熟时，拣出姜块、葱段即成。

TIPS 营养贴士 此汤具有补充营养、增强免疫力、美容养颜、利尿排毒、缓解便秘等功效。

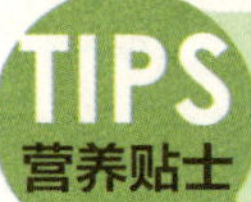

萝卜粉丝汤

主料 青萝卜500克，粉丝100克，猪肋条肉50克

配料 鲜汤750毫升，花生油、大葱、精盐、味精、胡椒粉各适量

步骤

1. 青萝卜洗净后切丝，大葱洗净后切碎，粉丝放入锅中烫软，猪肋条肉洗净后切丝。
2. 锅置火上，倒入花生油，烧热后下葱碎爆香，倒入猪肉丝翻炒，然后倒入鲜汤烧煮，煮沸后加入萝卜丝、粉丝同煮。
3. 待萝卜丝煮熟后，加精盐、味精、胡椒粉调味，再次煮沸即可。

TIPS 营养贴士 此汤膳食纤维丰富、富含维生素C，有助于美肤和减肥。

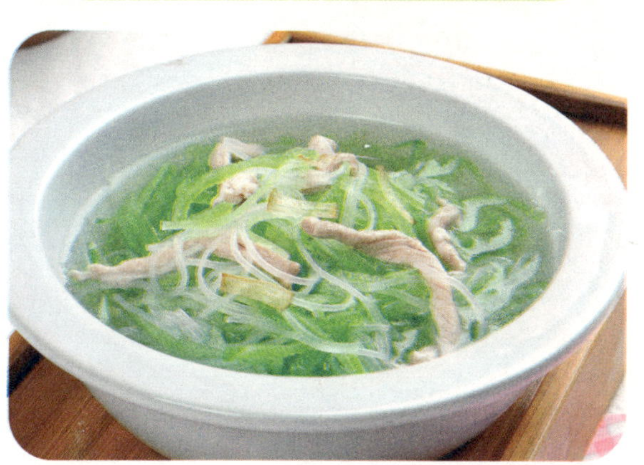

西红柿木耳汤

主料 木耳、西红柿各适量

配料 香油、精盐、植物油、葱花各适量

步骤

1. 木耳用水泡好，洗净后撕片；西红柿切小块；大葱洗净后切葱花。
2. 锅中倒入植物油，油热后放入西红柿略炒，加精盐调味。
3. 待西红柿炒出浓汁时，放入木耳，倒入开水，煮沸后淋入香油，撒上葱花即可。

TIPS 营养贴士 此汤具有促进消化、改善贫血、润肤养颜、辅助减肥等功效。

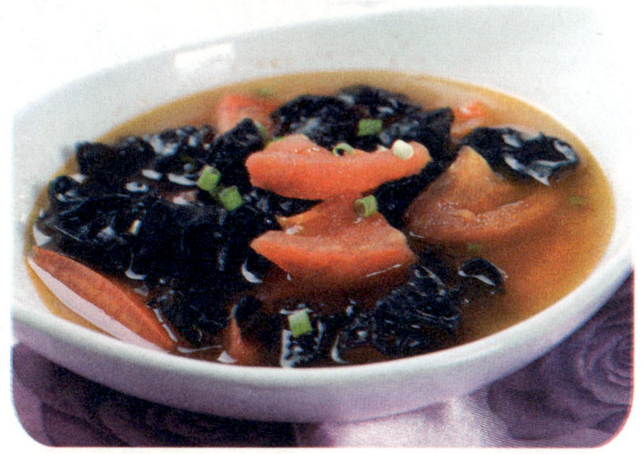

·延年益寿·

玉米排骨汤

主料 新鲜排骨 500 克，玉米 3 根

配料 胡萝卜、盐、姜各适量

步骤

1. 将排骨洗净后剁成小段，玉米洗净后，切段，胡萝卜洗净后切块，姜切片。
2. 先把排骨、姜片放入锅里熬 90 分钟，然后放入玉米、胡萝卜，熬 1 小时，最后放盐调味即可。

TIPS 营养贴士 此汤具有补充钙质、降血压、降血脂、抗衰老等功效。

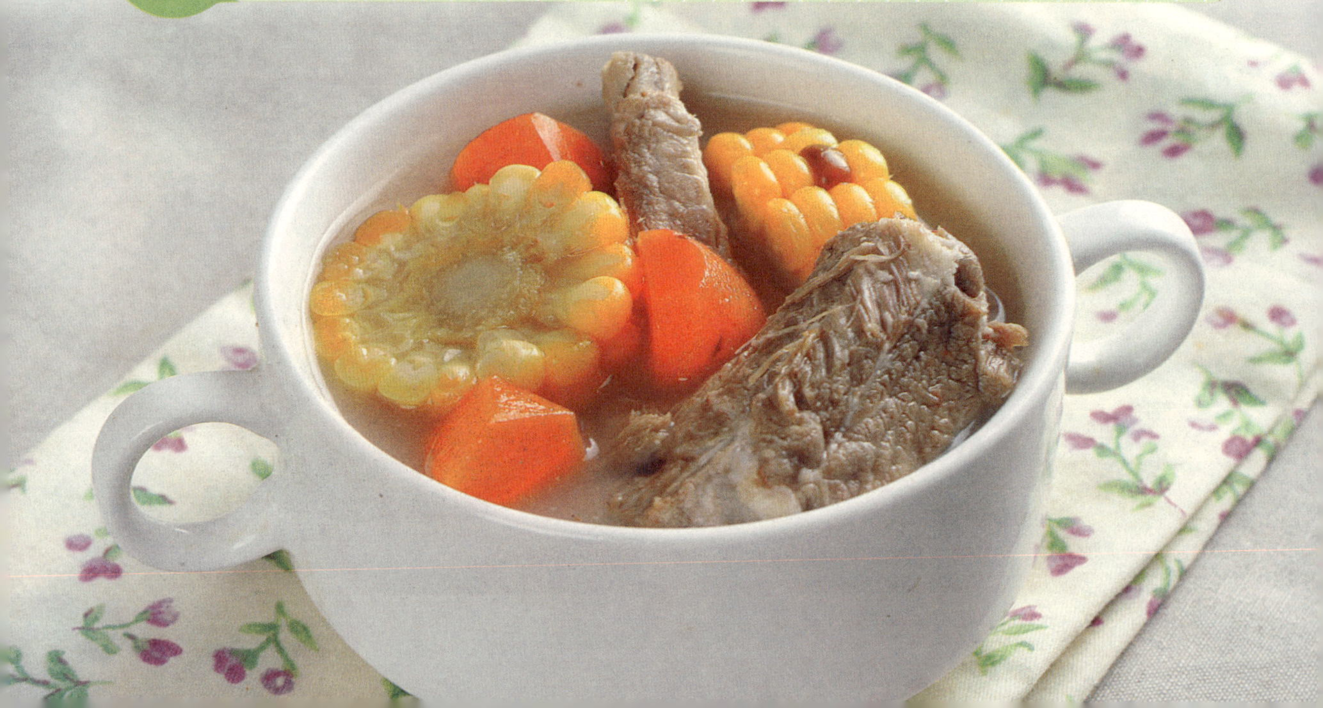

牛尾汤

主料 牛尾400克，洋葱80克，胡萝卜60克

配料 香葱、香菜、红油、辣椒油、精盐、料酒各适量

步骤

1. 洋葱切片；胡萝卜切丁；香葱、香菜洗净后切段；牛尾剁成段，用清水泡7小时，洗净入锅，加入料酒、清水，煮5分钟。
2. 盛出牛尾，用温水冲洗干净，倒入汤锅；锅内加入开水，以小火炖3小时。
3. 3小时后加入红油、辣椒油、精盐，倒入洋葱、胡萝卜，继续炖1小时，食用前撒入香葱、香菜即可。

TIPS 营养贴士 此汤具有益血气、补精髓、强体魄、滋容颜、延缓衰老、增强抵抗力等功效。

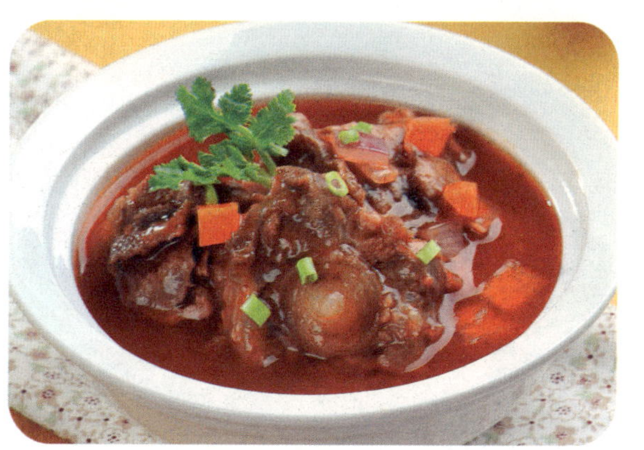

菌菇酸汤

主料 海鲜菇、鸡腿菇各100克，青尖椒、红尖椒各1个，粉丝适量

配料 酸汤、姜、鲜花椒、精盐各适量

步骤

1. 海鲜菇、鸡腿菇洗净，放入开水中焯一下；青尖椒、红尖椒去蒂，洗净后切圈；姜切片。
2. 锅置火上，倒入酸汤，加入海鲜菇、鸡腿菇、粉丝、青尖椒圈、红尖椒圈、姜片、鲜花椒同煮，最后加精盐调味，煮熟即可。

TIPS 营养贴士 此汤具有防癌抗癌、促进消化、延缓衰老、增强免疫力等功效。

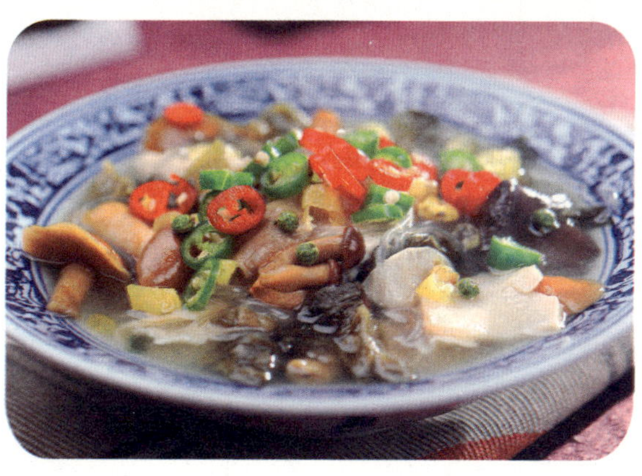

猴头菇三黄鸡煲

主料 三黄鸡 350 克，猴头菇 100 克，枸杞少许

配料 姜、盐、鸡精各适量，胡椒粉、陈皮各少许

步骤

1. 三黄鸡洗净后汆水，猴头菇洗净，枸杞、陈皮洗净，姜切片。
2. 净锅上火，放入清水、三黄鸡、姜片、枸杞、陈皮、猴头菇，大火烧开，转小火炖 45 分钟，放入盐、鸡精、胡椒粉调味即成。

TIPS 营养贴士 此汤具有增强免疫力、延缓衰老、健胃消食之功效。

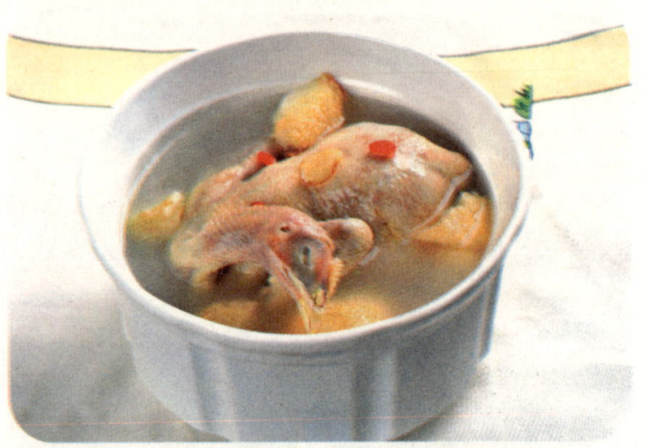

乌鸡炖乳鸽汤

主料 乌鸡、乳鸽各 1 只

配料 料酒、姜、盐、味精、胡椒粉、香油各适量

步骤

1. 乌鸡、乳鸽宰杀后，分别去毛桩、内脏及爪，剁成块；姜切片。
2. 将乌鸡、乳鸽、姜、料酒一同放至炖锅内，加 3000 毫升水，先用大火烧开，再用小火炖煮 35 分钟，加入盐、味精、胡椒粉、香油即成。

TIPS 营养贴士 此汤具有补气养血、滋阴壮阳、美容养颜、延年益寿之功效。

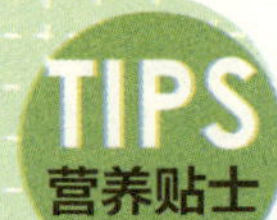

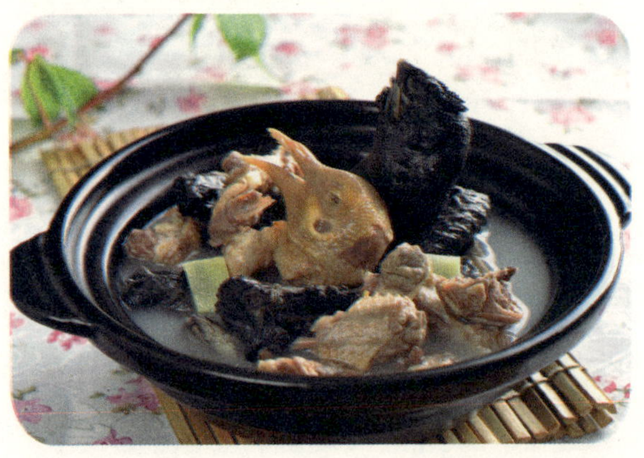

第五章

防病祛病汤

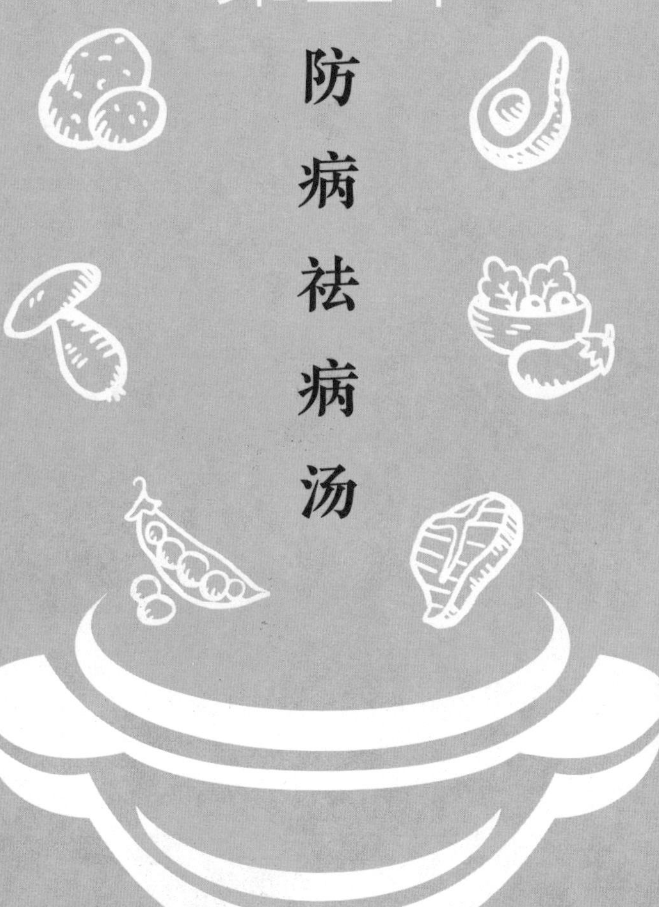

煲汤常用食材

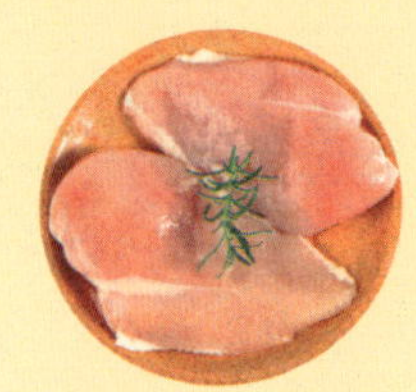

【鸡肉】

含有高质量蛋白质、维生素和矿物质，可温中益气、补精填髓，具有增强体质、提高免疫力等功效。

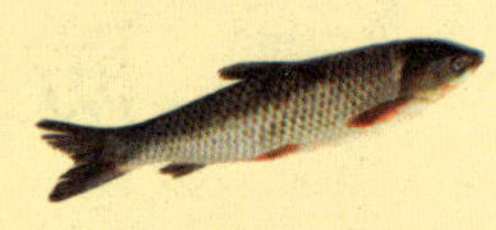

【草鱼】

性温，味甘，含有丰富的不饱和脂肪酸，可促进人体血液循环，并能起到暖胃、平肝、祛风活痹等作用。

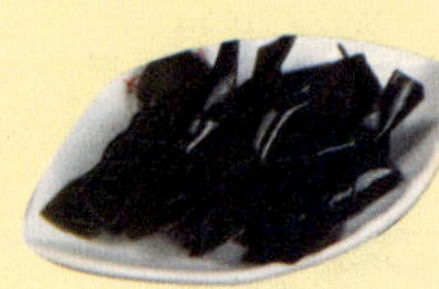

【海带】

富含蛋白质、脂肪、碳水化合物、膳食纤维、多种矿物质和维生素，具有降血脂、降血糖、调节免疫、抗凝血、抗肿瘤、抗氧化和排铅解毒等功效。

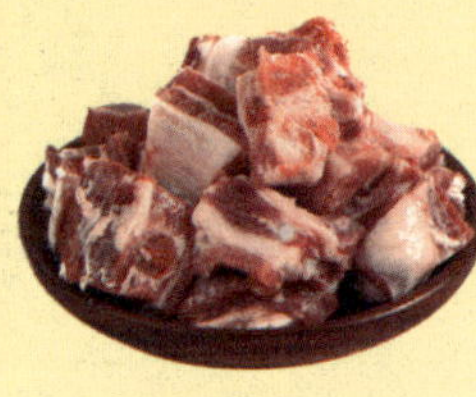

【排骨】

含有蛋白质、维生素和磷酸钙、骨胶原等，可为人体提供钙质，还能滋阴健脾、补养气血、滋阴壮阳，特别适合老人、幼儿、肾虚体弱及血虚患者。

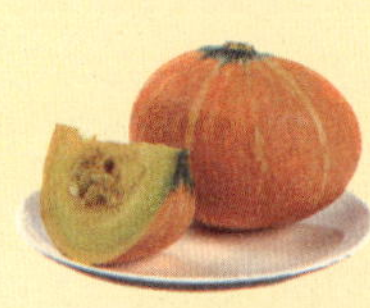

【南瓜】

营养丰富，富含钙、钾、钠等元素，尤其适合高血压患者和中老年人，对预防骨质疏松和高血压很有疗效。

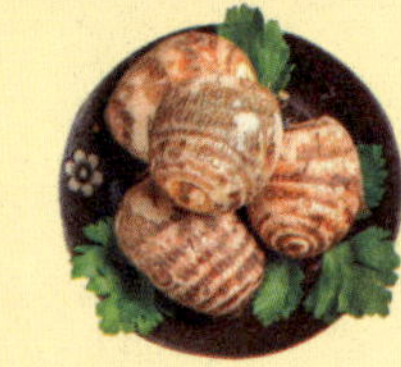

【芋头】

富含蛋白质、钙、铁、镁、钾、磷、钠、胡萝卜素、维生素 C 等多种营养成分，具有增强免疫力、解毒防癌等功效。

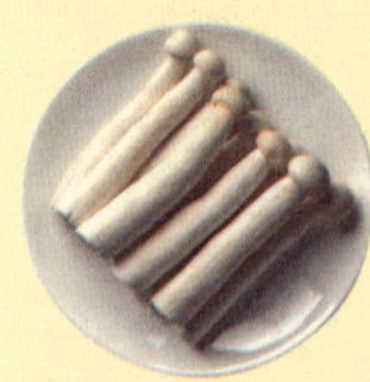

【杏鲍菇】

营养丰富，能增强机体免疫力，促进肠胃消化，还具有降血脂、降胆固醇和预防心血管病等功效。

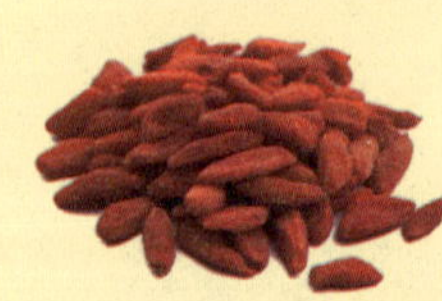

【枸杞】

性平，味甘，富含甜菜碱、粗脂肪、硫胺素、核黄素、烟酸、胡萝卜素、氨基酸等营养成分，具有滋补肝肾、益精明目等功效。

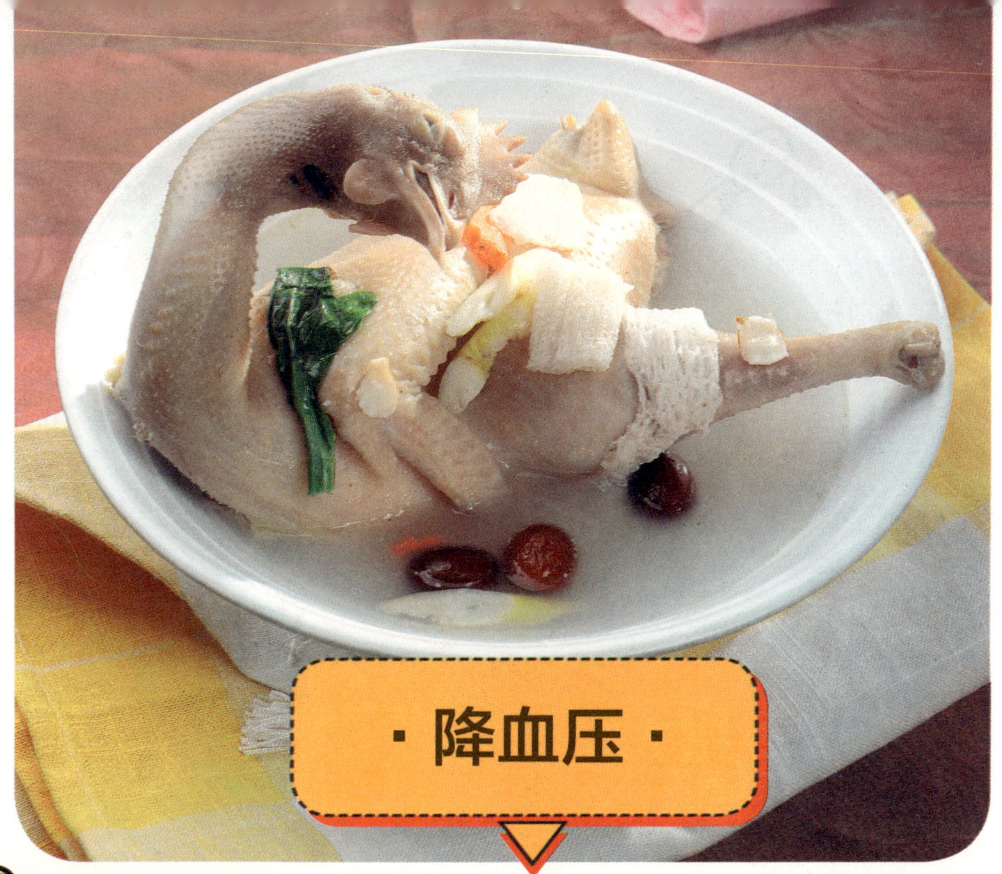

竹笙鸡汤

主料 净鸡 1 只，竹笙 80 克，花旗参 20 克，红枣 4 粒，菜心 20 克

配料 食盐、高汤各适量

步骤

1. 将鸡去内脏洗净，放沸水中煮 10 分钟取出，用清水洗净；红枣去核；菜心去花，留下嫩茎，洗净。
2. 将锅中高汤煮沸，加入鸡、花旗参、红枣，煮沸后转慢火煮 2 小时，加入竹笙续煮 30 分钟，加入菜心茎煮沸，加食盐调味即成。

TIPS 营养贴士 此汤具有益气补脑、宁神健体、补气养阴、润肺止咳、清热利湿等功效。

南瓜牛腩汤

主料 牛腩 500 克，南瓜 500 克

配料 食盐、香油各适量

步骤

1. 南瓜洗净后切块，牛腩洗净后焯水。
2. 牛腩放入煲内，清水炖煮 30 分钟，加入南瓜，焖 60 分钟。
3. 再放入食盐、香油即可。

TIPS 营养贴士 此汤具有补脾胃、消水肿、益气血等功效。

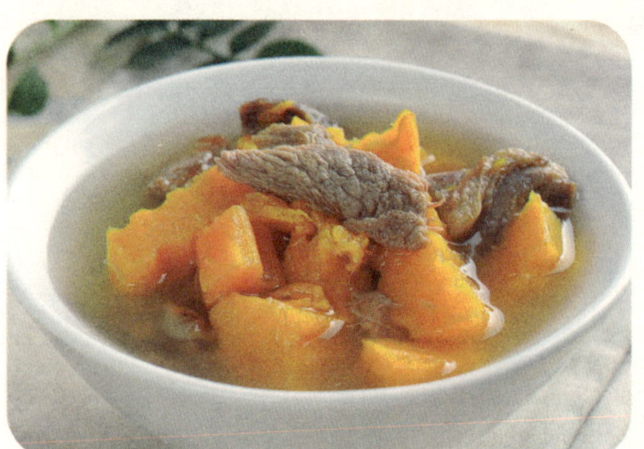

酸萝卜老鸭汤

主料 老鸭 1800 克，酸萝卜 900 克

配料 老姜、花椒、圣女果各适量

步骤

1. 鸭子清理干净，取出内脏后切块；酸萝卜清水冲洗后切片；老姜拍烂。
2. 将鸭块倒入干锅中翻炒，待水气收住即可。
3. 另起锅加水烧开，倒入炒好的鸭块、萝卜，加入备好的老姜、花椒，用炖锅慢火煨 150 分钟，出锅，放上一颗圣女果即可。

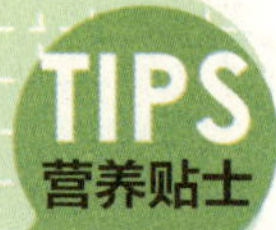

TIPS 营养贴士 此汤具有生津止渴、利水消肿、清热凉血等功效。

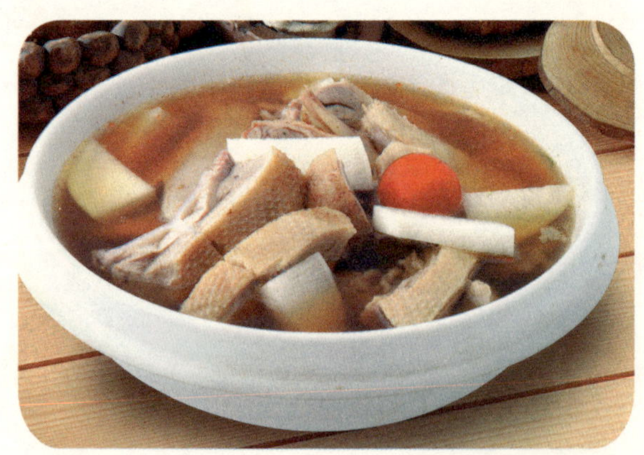

冬瓜草鱼汤

主料 冬瓜 500 克，草鱼 250 克

配料 鸡汤、料酒、盐、葱段、姜片、猪油各适量

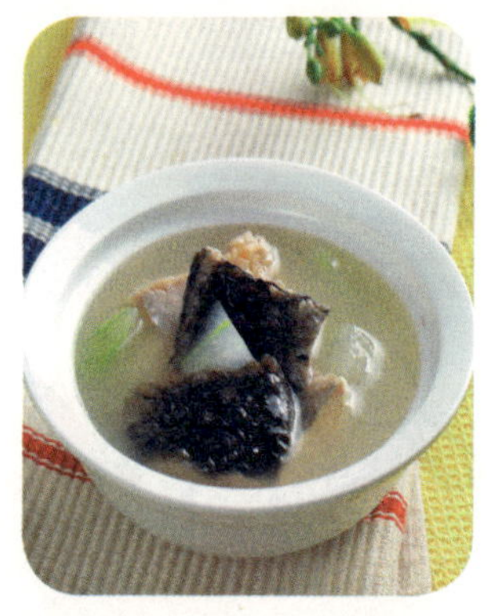

步骤

1. 草鱼去鳞、鳃、内脏，洗净，切块；冬瓜去皮、瓤，洗净，切块。
2. 锅上旺火，注入鸡汤，放入草鱼、冬瓜、料酒、盐、葱段、姜片、猪油，烧开后，撇净浮沫，改用小火煮至鱼熟，拣出葱、姜即可。

营养贴士 此汤具有清热解毒、利水消肿、平肝熄火、暖胃和中等功效。

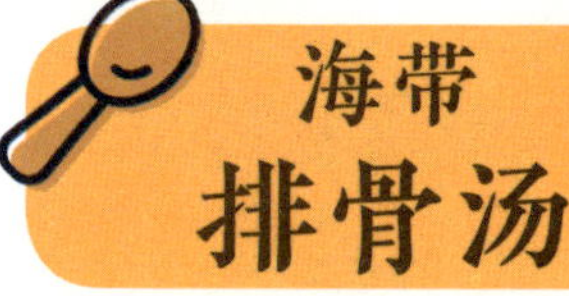

海带排骨汤

主料 排骨 300 克，海带 100 克

配料 葱花、姜片、精盐、绍酒、香麻油各适量

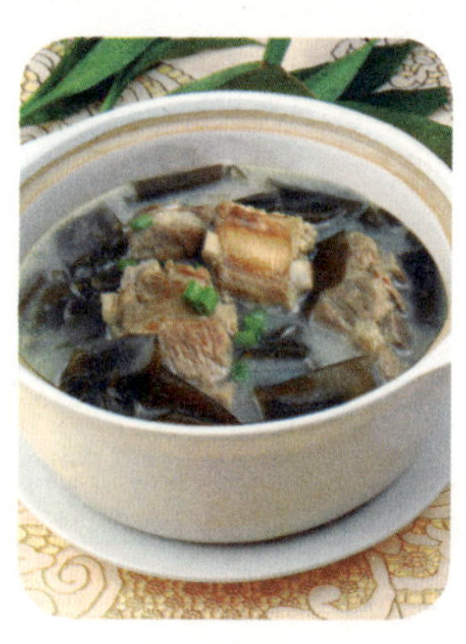

步骤

1. 海带用温水泡发，洗净后切条。
2. 排骨洗净后剁成段，放入冷水锅中，煮沸后捞出，用温水冲洗干净。
3. 锅中加入水、排骨、生姜、葱花、绍酒，烧沸后转小火烧至肉酥。放入海带、精盐，烧至入味，拣去姜，淋上香麻油即可。

营养贴士 此汤具有益精补血、补钙强身、去火排毒、降血压等功效。

黄瓜鱼片汤

主料 黄瓜 200 克，新鲜鲫鱼肉 300 克

配料 皮蛋 60 克，猪油 40 克，料酒 30 克，高汤 200 克，姜丝 5 克，精盐 3 克，白砂糖 2 克，鸡精 1 克，香油、胡椒粉各适量，香菜少许

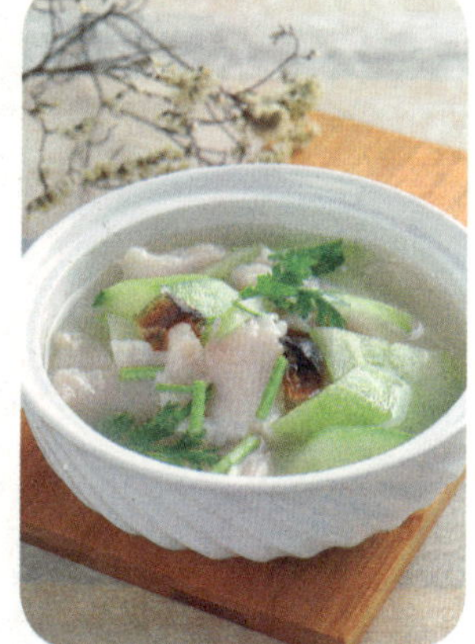

步骤

1. 鲫鱼洗净后切片，黄瓜洗净后切块，皮蛋去壳后切块，香菜切段。
2. 炒锅内倒入猪油，油热时放入姜丝爆香，加入料酒、高汤、精盐、白砂糖、鸡精、黄瓜、皮蛋煮 3 分钟，再放入鱼片煮 5 分钟，滴上香油，撒上胡椒粉、香菜即可。

营养贴士 此汤具有促进消化、预防便秘、降血压等功效。

·降血脂·

四丝汤

主料 嫩豆腐、熟冬笋、熟鸡肉、鲜海带各 30 克

配料 料酒、精盐、鸡精各适量

步骤

1. 将嫩豆腐、熟冬笋、熟鸡肉、海带洗净，切丝。
2. 锅中烧开水，将豆腐丝、笋丝下锅，待煮沸后，加入料酒、精盐、鸡精，撇去浮沫，然后加入鸡丝、海带丝，略煮即可。

TIPS 营养贴士 此汤具有养颜美容、降血脂、抗衰老等功效。

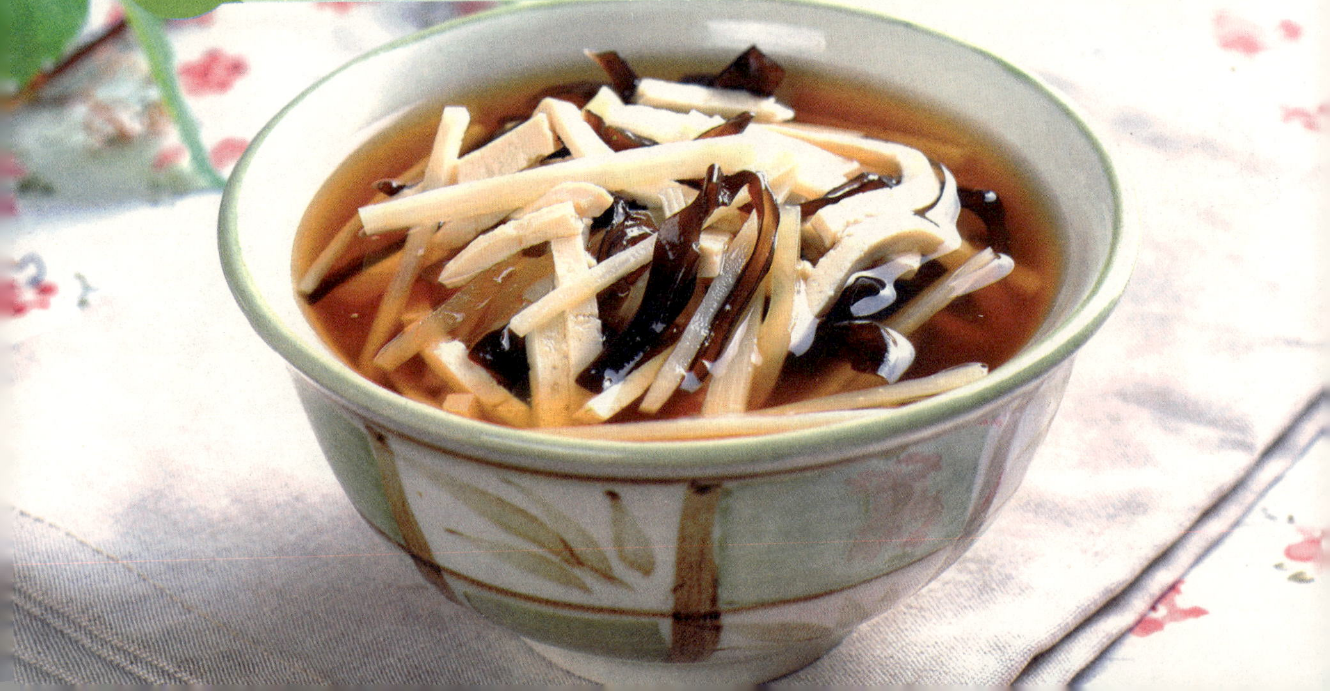

炖三菇汤

主料　口蘑、平菇、草菇各 100 克

配料　香菜粒、料酒、味精、精盐、白糖、鸡油、高汤各适量

步骤

1. 口蘑、平菇、草菇都去杂洗净，焯一下。
2. 平菇、口蘑、草菇一同放入炖盅，加入高汤、精盐、白糖、料酒、味精、鸡油，盖上盅盖，上笼蒸 30 分钟，取出，撒入香菜粒即可。

TIPS 营养贴士　此汤具有滋补、降血压、降血脂等功效。

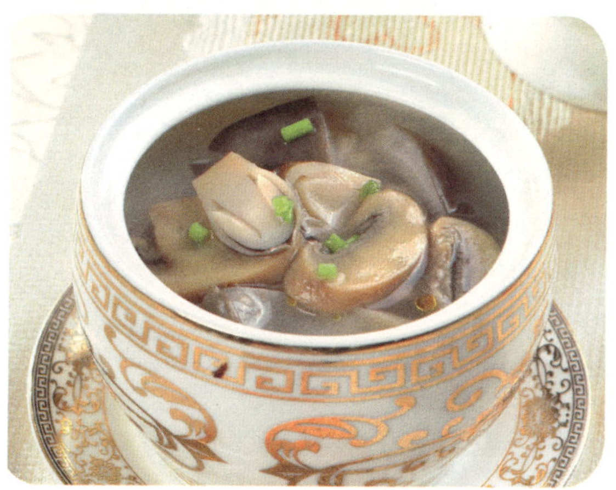

油菜香菇汤

主料　油菜 500 克，香菇 200 克

配料　鸡精、葱花、姜末、高汤、精盐、色拉油各适量

步骤

1. 油菜择洗干净；香菇去蒂，洗净，用开水焯烫一下，切成四半。
2. 汤锅中倒入色拉油烧热，加入葱花、姜末略炒，再倒入高汤、香菇烧煮，待香菇煮至九成熟时，加入油菜略煮，最后加精盐、鸡精调味即可。

此汤具有降压、降脂、降胆固醇等功效。

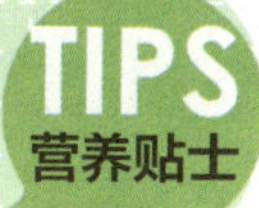

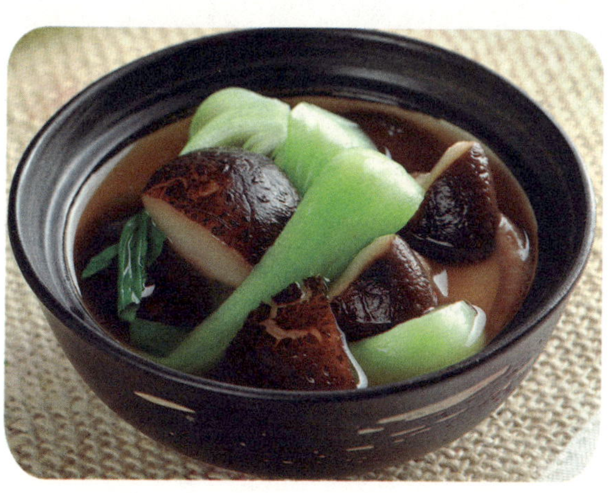

一品素笋汤

主料 笋 300 克，木耳 50 克

配料 葱花、食盐、味精、香菜各适量

步骤

1. 将木耳撕成适口小块，香菜切成小段，笋切片。
2. 锅内倒入适量水，放入笋片、木耳炖煮。
3. 至熟后放入食盐、味精调味，出锅前放入葱花、香菜即可。

TIPS 营养贴士 此汤具有开胃、降血脂、减肥瘦身、促进消化等功效。

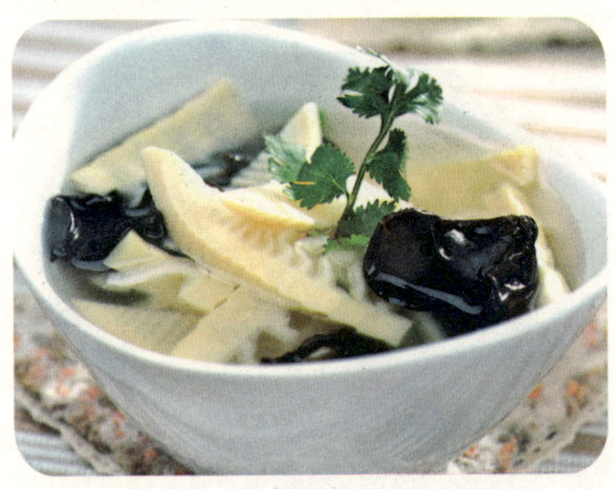

味噌萝卜汤

主料 白萝卜 200 克

配料 葱花、味噌酱、精盐各适量

步骤

1. 白萝卜切块，味增酱用少许温水搅拌。
2. 将白萝卜放入锅中，倒入冷水没过萝卜，放入精盐，中火煮开后，转小火煮约 15 分钟。
3. 加入味增酱搅拌均匀，撒上葱花即成。

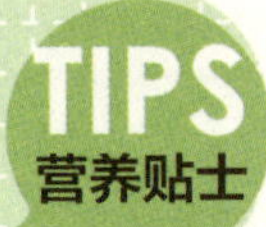

TIPS 营养贴士 此汤具有消食健胃、润肠通便、化痰止咳、降脂减肥、降尿酸等功效。

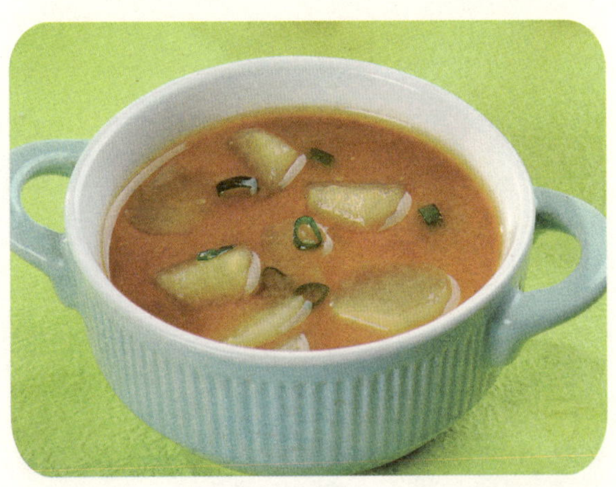

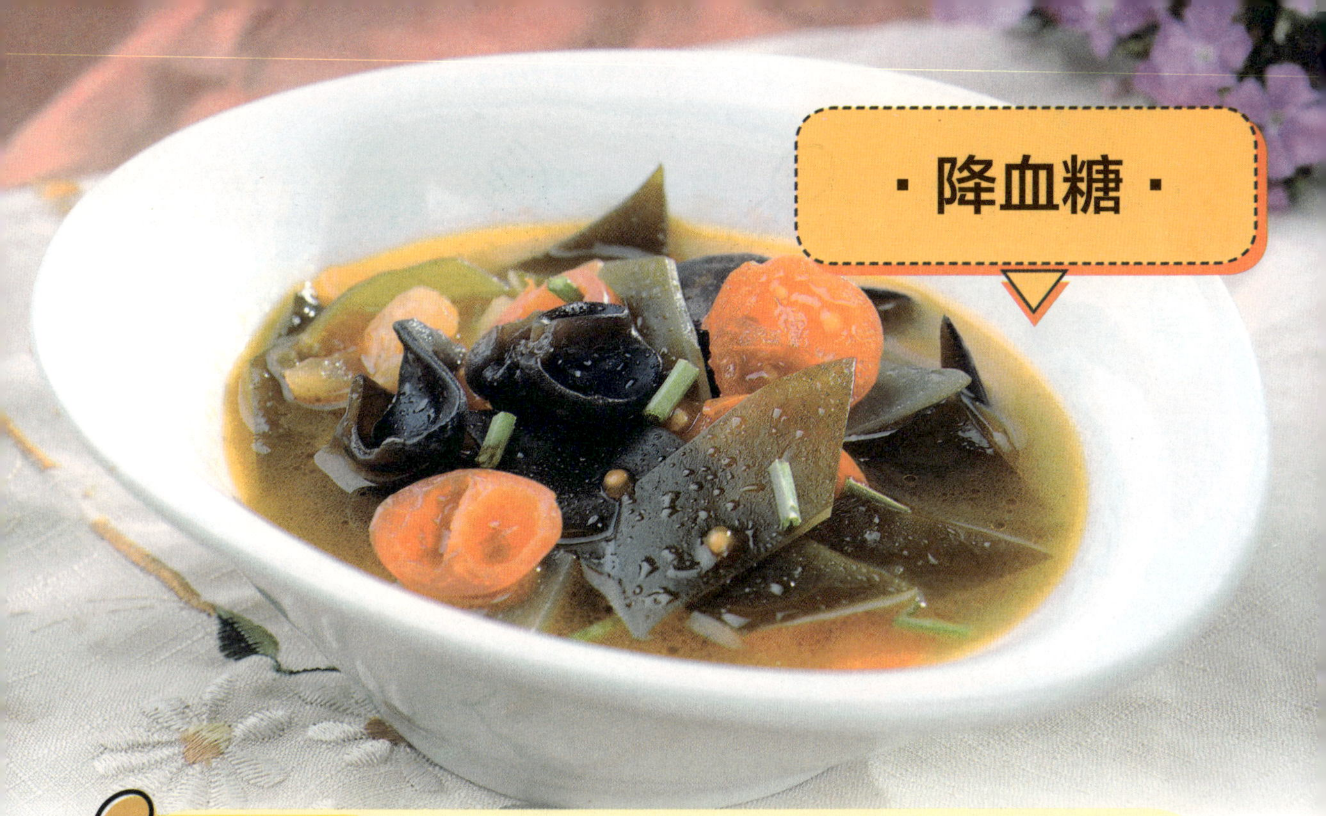

· 降血糖 ·

西红柿海带汤

主料 西红柿 60 克，水发海带 200 克

配料 高汤鲜柠檬汁、奶油、酱油、精盐、香菜梗、木耳

步骤

1. 将水发海带、西红柿洗净后切块；香菜梗洗净后切末；鲜柠檬取汁；木耳洗净后撕小朵，入沸水中略焯，捞出，沥干水分。
2. 锅内倒入高汤，放入海带煮 5 分钟，再放入木耳、西红柿、奶油、酱油、精盐、鲜柠檬汁，煮开。
3. 出锅前撒上香菜梗即可。

TIPS 营养贴士 此汤具有降血脂、降血糖、调节免疫、解毒和抗氧化等功效。

山药胡萝卜鸡汤

主料 鸡肉 200 克，山药、胡萝卜各 50 克

配料 白萝卜丝、香菜叶、盐、料酒、鸡精各适量

步骤

1. 将鸡肉洗净后斩块，并在沸水里焯一下，捞出；山药、胡萝卜分别去皮洗净，切成滚刀块。
2. 锅置火上，倒入水烧开，放入鸡肉，加点料酒煮开，煮至鸡肉半熟，加入山药、胡萝卜煮至熟烂，加点盐、鸡精调味，放上白萝卜丝、香菜叶装饰上桌即可。

TIPS 营养贴士 此汤具有健脾养胃、提高免疫力、降血糖、润肠排便等功效。

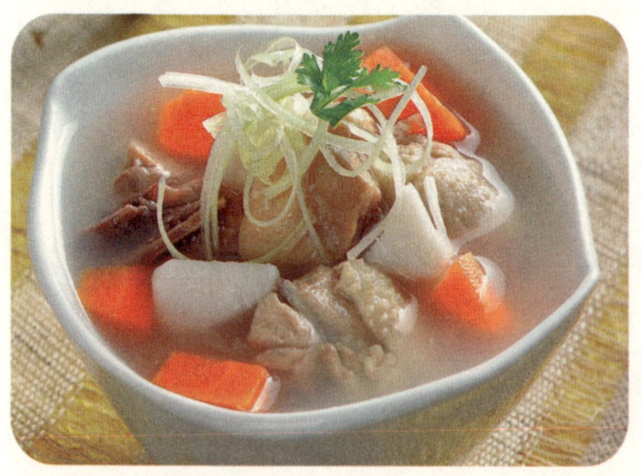

菠菜豆腐汤

主料 菠菜 250 克，豆腐 300 克

配料 植物油 15 克，精盐、花椒粉各 2 克，味精 1 克，红椒、葱丝、姜丝各适量

步骤

1. 菠菜摘去根，洗净后切段，放入沸水中烫煮一下，捞起沥干；豆腐切成小块；红椒切丝。
2. 锅内倒入油，放入葱、姜爆香，放入豆腐块煎炒，再放入少许花椒粉炒匀，加一碗清水，锅开后略煮两三分钟，放入菠菜段和红椒丝，加适量精盐和味精调味即可。

TIPS 营养贴士 此汤具有健脾利湿、润肠通便、降血糖等功效。

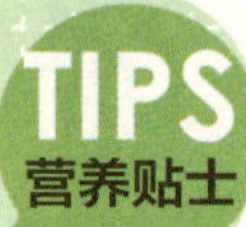

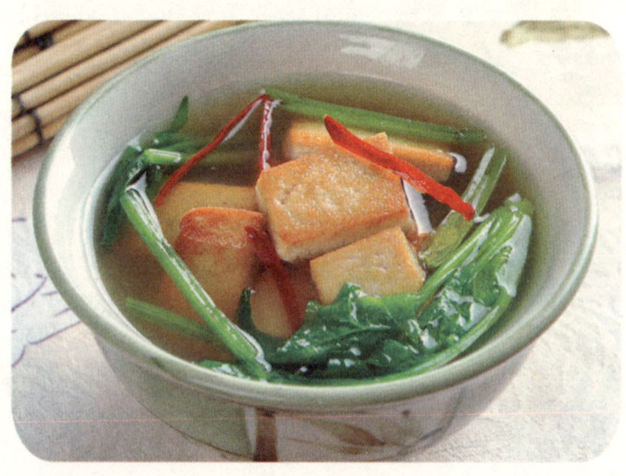

·防癌抗癌·

芋头排骨汤

主料 排骨 300 克，芋头 200 克，宽粉皮

配料 葱段、姜片、香菜梗末、鸡精、米酒、盐、胡椒粉各适量

步骤

1. 排骨剁成段；芋头去皮，洗净后切块；锅中添水，煮沸后倒入米酒，放入排骨焯一下。
2. 净锅添水，加入葱段、姜片、排骨，炖至七成熟时，倒入芋头和宽粉皮，炖烂后加盐、鸡精、胡椒粉调味，撒上香菜梗末即可。

TIPS 营养贴士 此汤具有增强免疫力、解毒防癌等功效。

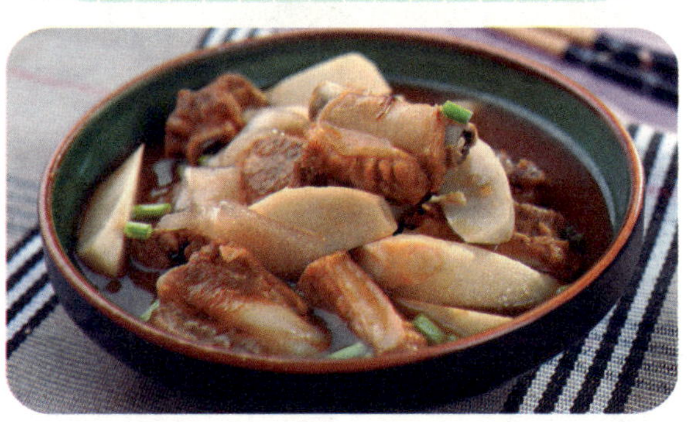

银杏萝卜靓汤

主料 白萝卜、香菇、小青菜、西红柿、银杏、蚕豆、红枣、猪肉各适量

配料 盐、味精、红汤各适量

步骤

1. 猪肉、香菇、西红柿洗净后切块；白萝卜去皮，洗净后切块，放入锅中焯一下，捞出，控干水分。
2. 汤罐置于火上，倒入红汤，大火煮沸后，倒入所有食材，加盐、味精调味，煮熟即成。

TIPS 营养贴士 此汤具有促进消化、止咳化痰、防癌抗癌、延缓衰老、增强免疫力等功效。

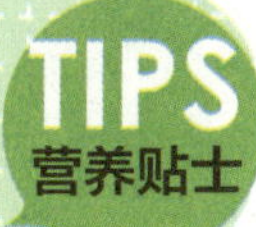

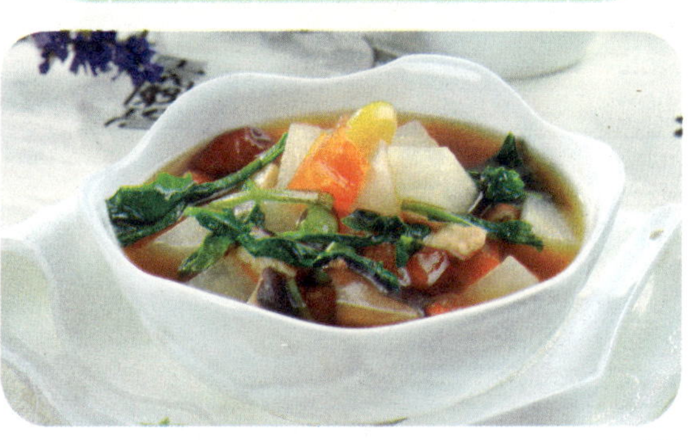

干贝菜花汤

主料 菜花、菜心、干贝、火腿末各适量

配料 味精、精盐、料酒、奶汤、猪油、葱末、姜末各少许

步骤

1. 干贝放入碗中，加入适量清水，入笼蒸至熟烂，撕碎。
2. 菜花掰成小朵，先放入沸水中略焯一下，捞出沥干。
3. 锅中倒入猪油烧热，葱末、姜末爆香，加入奶汤、精盐、料酒、味精，放入菜花、菜心、火腿末煮熟，撒上干贝即可。

TIPS 营养贴士 此汤具有抗癌防癌、提高机体免疫力等功效。

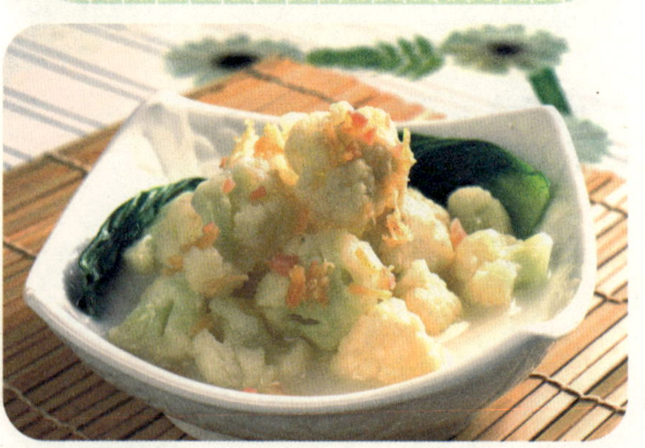

牛肉蔬菜汤

主料 牛肉、洋葱、豆角、地瓜、胡萝卜

配料 孜然、八角、苏叶、辣椒粉、精盐、料酒、酱油

步骤

1. 牛肉洗净后切块；洋葱去皮切块；豆角洗净后掰成段；地瓜去皮，洗净后切块；胡萝卜洗净后切块。
2. 锅中添水，加入八角烧煮，煮沸后倒入牛肉、洋葱、豆角、地瓜、胡萝卜，待快煮熟时，加孜然、辣椒粉、精盐、料酒、酱油调味，最后倒入碗中，加入苏叶即可。

TIPS 营养贴士 此汤具有补中益气、滋养脾胃、预防癌症、防止老化等功效。

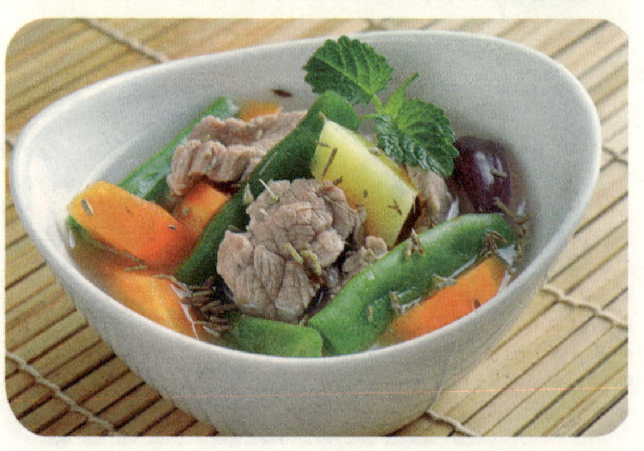

·预防脂肪肝·

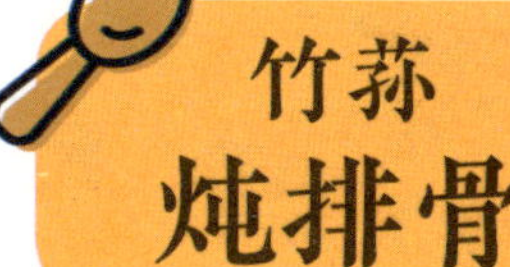

竹荪炖排骨

主料　排骨、竹荪、山药各适量

配料　姜片、葱段、盐、黄酒、料酒各适量

步骤

1. 排骨用加了姜片、料酒、葱段的水焯过；竹荪用清水冲洗后，用温水浸泡 30 分钟；山药去皮后切滚刀块，用淡盐水泡上。
2. 汤煲中加足水，放入排骨，大火烧开后撇去浮沫，加姜片、葱段、黄酒，烧开后，转中小火煲 1 小时左右。
3. 将泡好的竹荪与山药一起倒入汤锅，中火煲 20 分钟，加盐调味即可。

TIPS 营养贴士　此汤具有预防便秘、降低胆固醇含量、降低脂肪肝程度等功效。

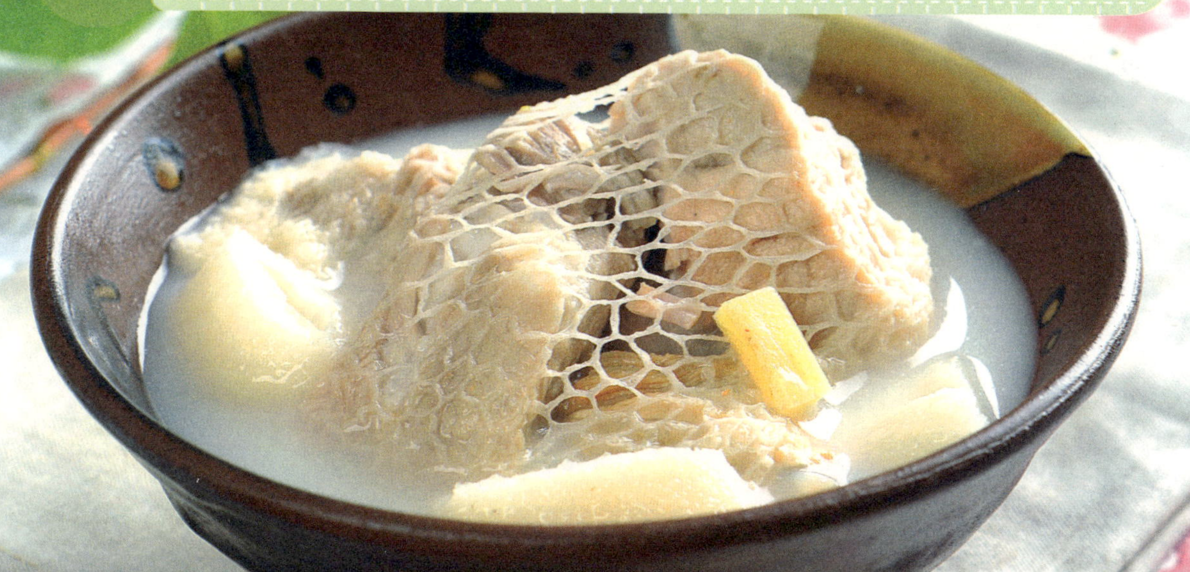

油菜豆腐汤

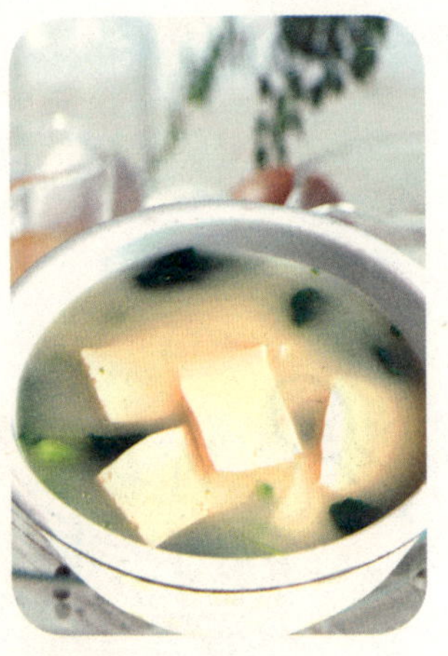

主料 嫩豆腐 1 块，油菜 100 克

配料 植物油、盐、湿淀粉、熟鸡油、葱花、浓缩鸡汁各适量

步骤

1. 将嫩豆腐切成片，油菜洗净。
2. 锅内烧水，水沸后放入油菜，快速烫熟后捞起，摆入碗内。
3. 另烧锅加入植物油烧热，放入葱花炝锅，倒入适量浓缩鸡汁和水，加入豆腐，调入盐，用小火烧透，用湿淀粉勾芡，淋入熟鸡油，盛入装有油菜的碗内即可。

营养贴士 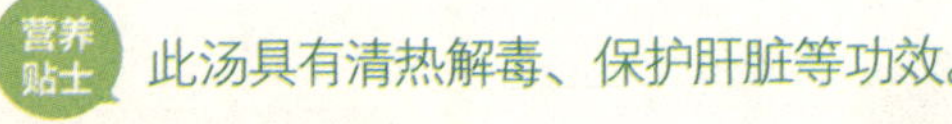
此汤具有清热解毒、保护肝脏等功效。

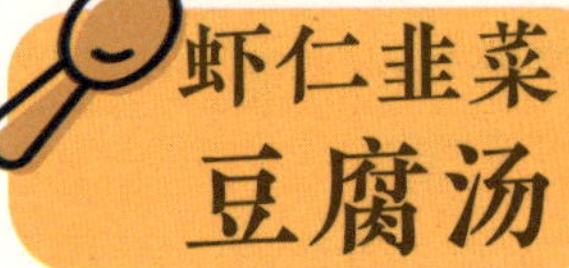

虾仁韭菜豆腐汤

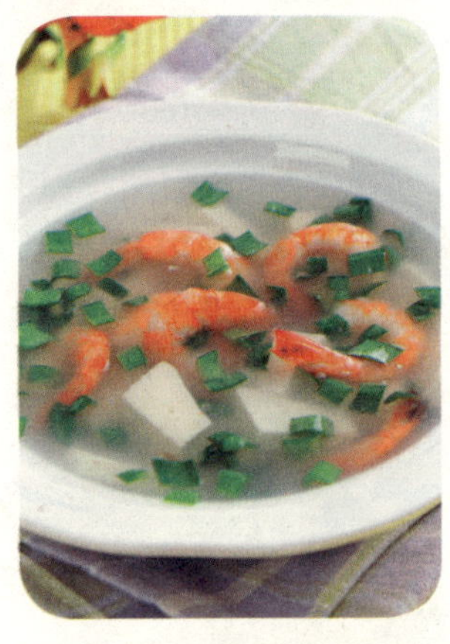

主料 鲜豆腐 300 克，韭菜 50 克，虾仁 100 克

配料 鸡汤、盐、胡椒粉各适量

步骤

1. 鲜豆腐切块，韭菜切末，虾仁洗净备用。
2. 锅中倒入鸡汤，煮开后加入豆腐、虾仁，煮沸后，转文火煮 15 分钟，加入韭菜，改旺火煮沸后，加入盐、胡椒粉调味即可。

营养贴士 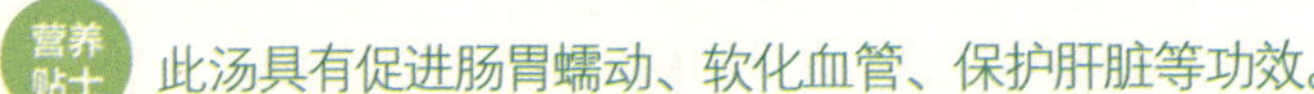
此汤具有促进肠胃蠕动、软化血管、保护肝脏等功效。

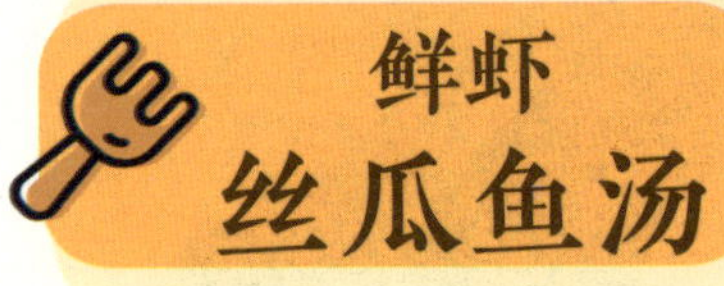

鲜虾丝瓜鱼汤

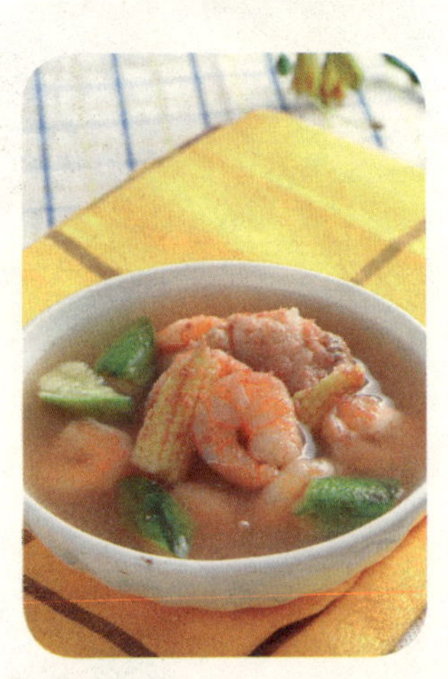

主料 鱼 1 条，鲜虾 120 克，丝瓜 200 克，玉米笋适量

配料 猪油 75 克，精盐 8 克，味精 2 克，料酒 25 克，胡椒粉少许，高汤适量

步骤

1. 鱼切块，丝瓜切块，玉米笋切段，鲜虾洗净。
2. 锅中倒入猪油，烧至七成热时，将鱼块放入，煎至变色后烹入料酒、高汤，煮沸后加入玉米笋、鲜虾、丝瓜、精盐、味精，煮熟后撒上胡椒粉即可。

营养贴士 本汤具有促进胃肠蠕动、增强食欲、辅助保护血管和肝脏等功效。

·预防慢性胃炎·

理气牛肉汤

主料 牛肉 300 克

配料 枸杞、牛骨、香菜、味精、精盐各适量

步骤

1. 牛肉洗净，切成薄片；香菜洗净，切成段。
2. 锅内倒入水，烧开，牛肉入锅，烧至 70℃时放入牛骨，大火烧制 3 小时。
3. 加入枸杞、精盐、味精，出锅时捞出牛骨，撒上香菜即可。

TIPS 营养贴士 此汤具有补铁补血、补脾胃等功效。

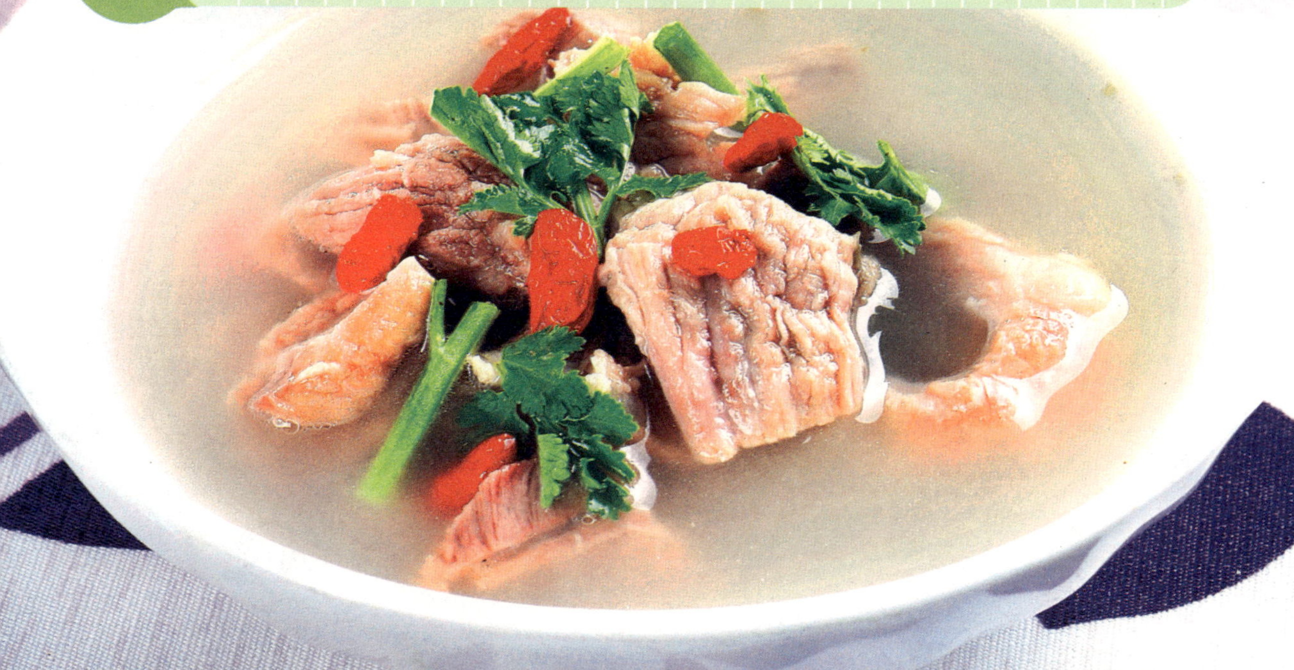

羊肉粉皮汤

主料 羊肉400克，粉皮200克（浸水之后）

配料 生姜、枸杞、香油、盐、白糖、味精各适量

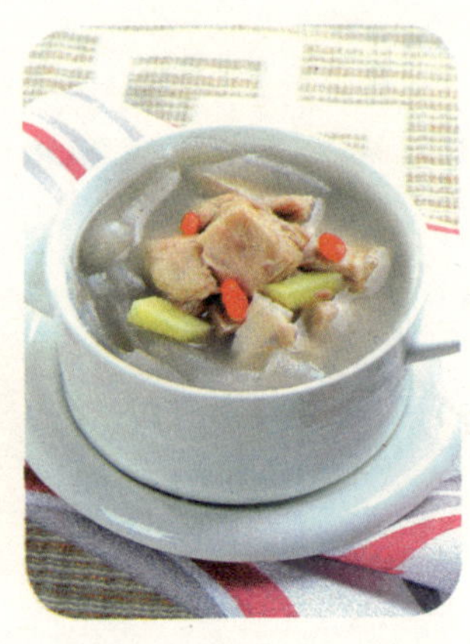

步骤

1. 羊肉洗净后切块，泡水一夜，次日拿出下锅焯水，重新洗净后放入砂锅中，再放入冷水、生姜片、枸杞，煮150分钟。
2. 用开水浸泡粉皮，将泡好的粉皮放入煮好的羊肉中，加入香油、食盐、白糖、味精，待粉皮熟透即可。

营养贴士 此汤具有温中散寒、暖胃止痛、补益虚劳等功效。

羊肉萝卜汤

主料 羊肉400克，萝卜块300克

配料 香菜、色拉油、生姜、葱、酱油、绍酒、麻油、精盐各适量

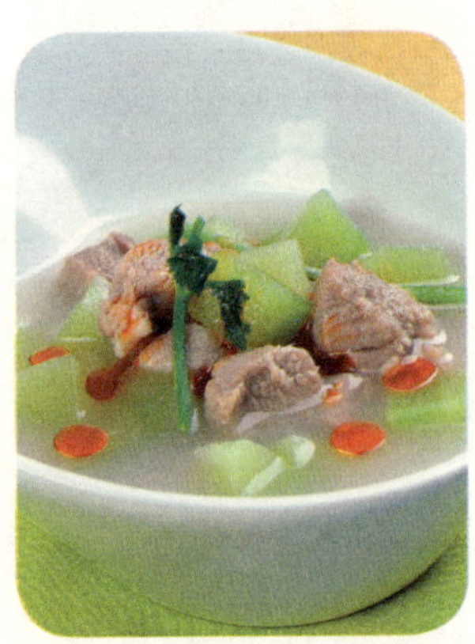

步骤

1. 羊肉用酱油、绍酒浸泡；生姜切成细丝；香菜、葱切成段。
2. 用色拉油将生姜丝、葱段、羊肉炒一下，倒入砂锅中，加入水和萝卜块，中火煮40分钟，下香菜段，用精盐调味，淋上麻油。

营养贴士 此汤具有清痰止咳、消食化剂、补肾壮阳等功效。

素食养生汤

主料 玉米、杏鲍菇、鲜香菇、冬粉、黄豆芽、红尖椒各适量

配料 清汤火锅料少许

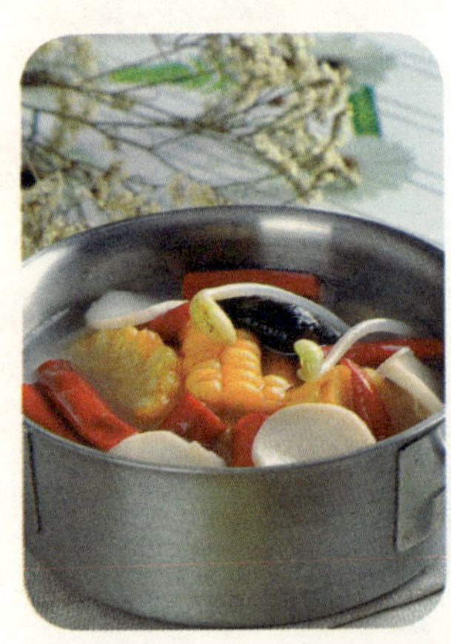

步骤

1. 玉米、红尖椒切段，杏鲍菇、鲜香菇切片，冬粉泡水。
2. 锅中加入水、全部食材和清汤火锅料，大火煮开后，转中小火煮10分钟即可。

营养贴士 此汤具有促进肠胃消化、增强机体免疫能力等功效。

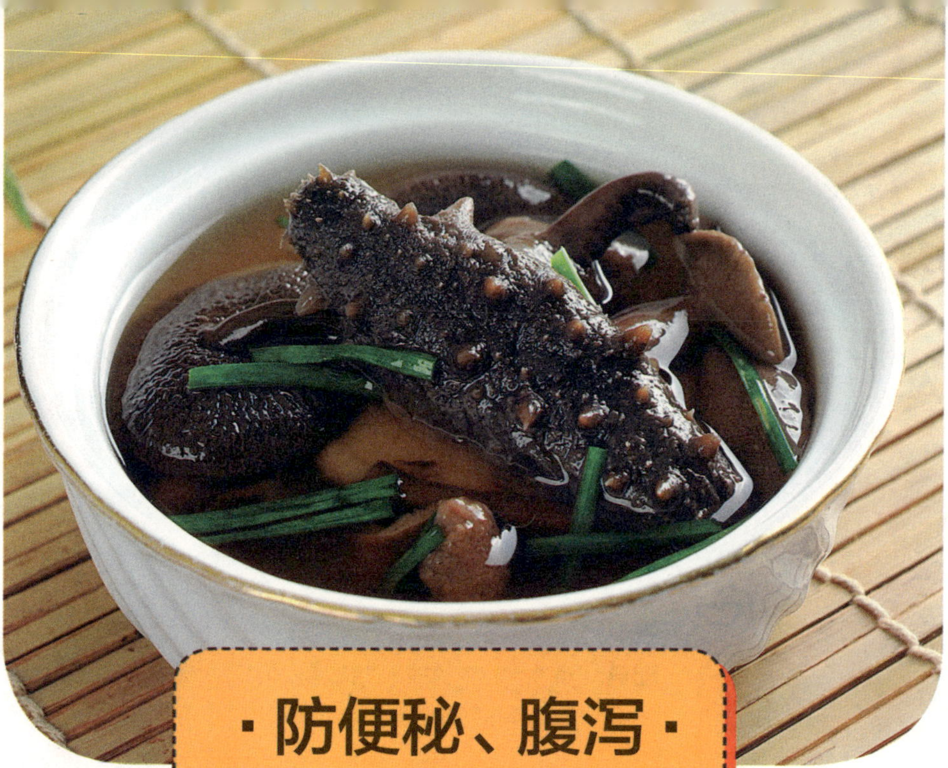

·防便秘、腹泻·

海参牛肝菌汤

主料 海参、香菇、牛肝菌、鸡汤各适量

配料 葱、姜、盐各适量

步骤

1. 香菇、牛肝菌去根洗净，焯水后切片；葱洗净后切段；生姜洗净后切粒。
2. 高压锅内添加鸡汤，加入海参，蒸煮 5 分钟后倒入砂锅中，再加入香菇、牛肝菌、姜、盐，炖煮至熟。
3. 出锅前加入葱段即可。

TIPS 营养贴士 此汤具有补血益气、抗氧化、增强免疫力、改善消化系统等功效。

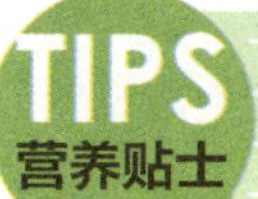

杞子南瓜汤

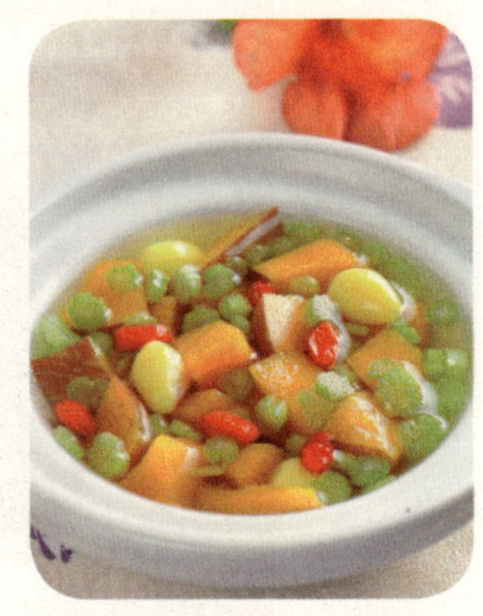

主料 芹菜 800 克，南瓜 100 克，枸杞 20 克，杏仁 30 克

配料 食盐少许

步骤

1. 南瓜去瓤洗净，切块；芹菜去叶留茎，洗净后切丁；杏仁去皮洗净。
2. 将杏仁放入锅内，添水烧开，5 分钟后放入南瓜、枸杞，小火煮至熟透，加入食盐、芹菜丁，待芹菜丁煮熟后即可。

营养贴士 此汤具有滋补肝肾、润肠通便、增强免疫力等功效。

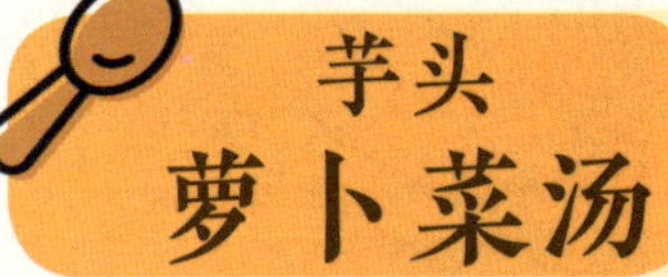

芋头萝卜菜汤

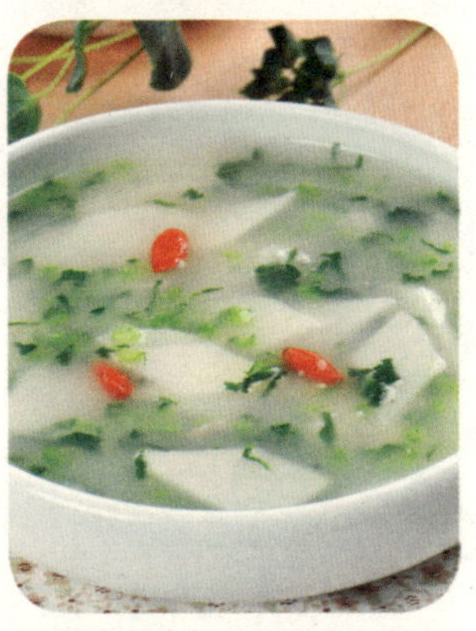

主料 芋头、萝卜菜各 250 克

配料 植物油、盐、味精、胡椒粉、枸杞、清汤各适量

步骤

1. 芋头削皮洗净，切片，放入砂锅内焖烂；萝卜菜切碎段，焯水。
2. 锅中倒入植物油，烧热后加入萝卜菜，加盐炒匀，放入芋头、枸杞、盐、味精、清汤，烧透入味后盛入汤钵内，撒上胡椒粉即可。

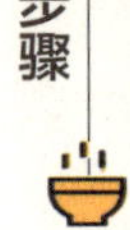

营养贴士 此汤具有益胃、宽肠通便、补益肝肾、消肿止痛等功效。

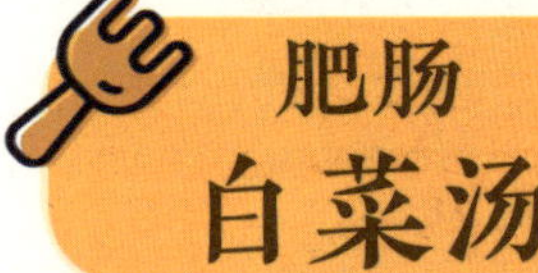

肥肠白菜汤

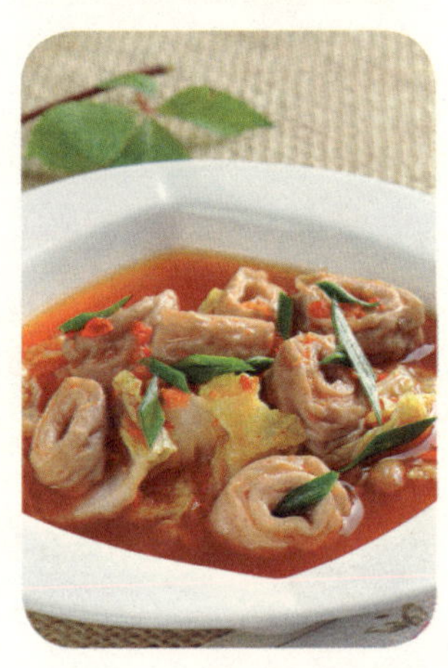

主料 肥肠 200 克，白菜 100 克，青蒜适量

配料 盐、味精、胡椒粉、料酒、酱油、辣椒酱、植物油、姜、蒜各适量

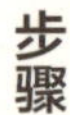

步骤

1. 青蒜洗净后切段；白菜洗净后切片；姜切末；蒜切末；肥肠反复搓洗干净后，放入锅中煮熟，捞出后洗净后并切段。
2. 锅中倒入植物油烧热，放入姜末、蒜末、辣椒酱爆香，烹入料酒、酱油，然后添开水，煮沸后，倒入肥肠、白菜、青蒜、盐、味精、胡椒粉，煮熟即可。

营养贴士 此汤可用于治疗虚弱口渴、脱肛、痔疮、便血、便秘等症状。

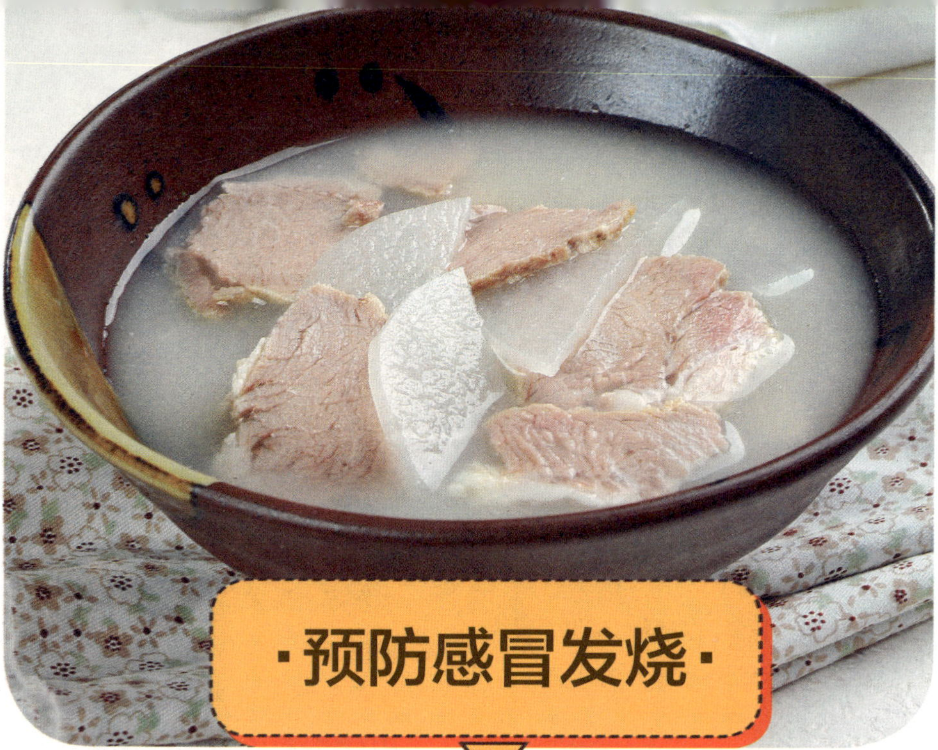

·预防感冒发烧·

猪肉萝卜汤

主料 猪后腿肉 350 克，白萝卜 1 根

配料 姜片、花椒、辣油、糖、淡色鲜酱油、辣豆瓣酱、醋、麻油、葱结、精盐各适量

步骤

1. 猪肉洗净，整块放进凉水里，加花椒粒、葱结、姜片，大火烧开，撇去浮沫，转小火煮 30 分钟左右，捞出猪肉，晾凉后切薄片；白萝卜洗净后切成小片。
2. 猪肉片和萝卜片放回锅中，捞出花椒粒、葱结、姜片，继续用小火煮至萝卜透明、绵软，加入精盐调味即可。
3. 取一小碗，将酱油、辣豆瓣酱、醋、麻油、辣油、糖混合调好成蘸料，一起上桌蘸食。

TIPS 营养贴士 此汤具有降逆止呕、化痰止咳、散寒解表、滋阴润燥等功效。

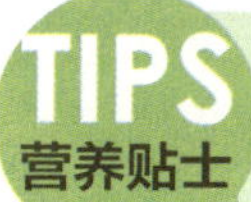

鱼腥猪肺煲

主料 猪肺 300 克，鱼腥草 15 克

配料 桑白皮、水发黑木耳、精盐、白砂糖、黄酒、肉清汤、枸杞各适量

步骤

1. 鱼腥草、桑白皮洗净；猪肺反复洗去血沫，切块，入开水焯透。
2. 砂锅内放入肉清汤、黄酒、白砂糖、猪肺、鱼腥草、桑白皮、水发黑木耳，用旺火烧开，撇净浮沫后，用旺火烧至猪肺熟烂，最后放入枸杞，用精盐调味即成。

TIPS 营养贴士 此汤具有清热解毒、滋肺润燥、止血等功效。

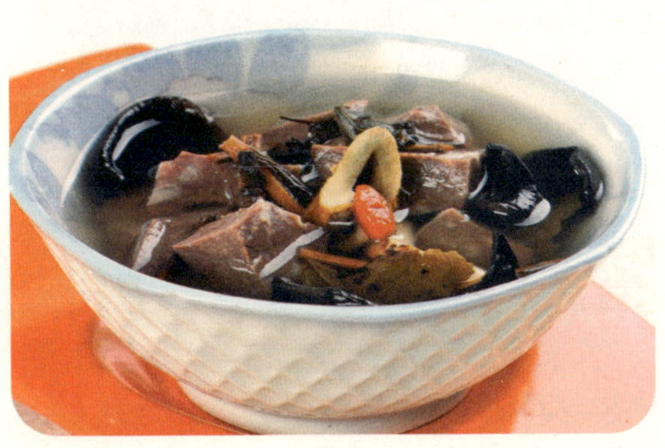

蕨菜鸡肉汤

主料 土仔鸡半只，干蕨菜 150 克

配料 生姜、盐、味精各适量

步骤

1. 将土仔鸡剁成块，淘洗干净；干蕨菜用水发好；生姜拍碎。
2. 锅内加水，除盐、味精外，将其他材料一起下锅，大火烧开后，改中火熬制 40 分钟，加盐、味精，再炖 20 分钟即可。

此汤具有清热解毒、利湿、消炎杀菌等功效。

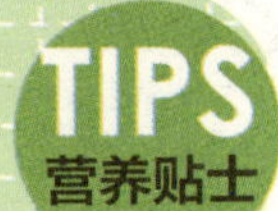

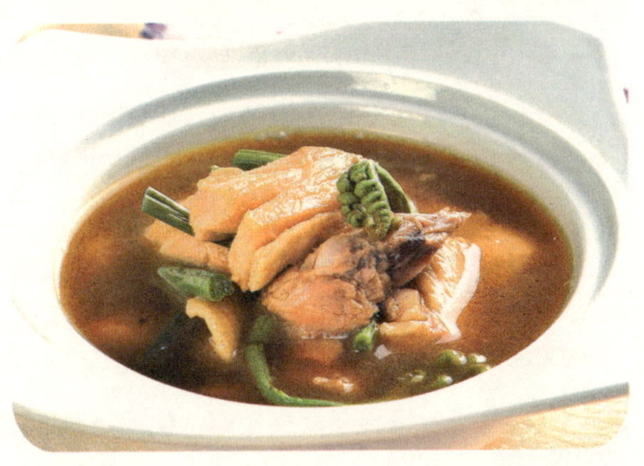

第六章

改善亚健康汤

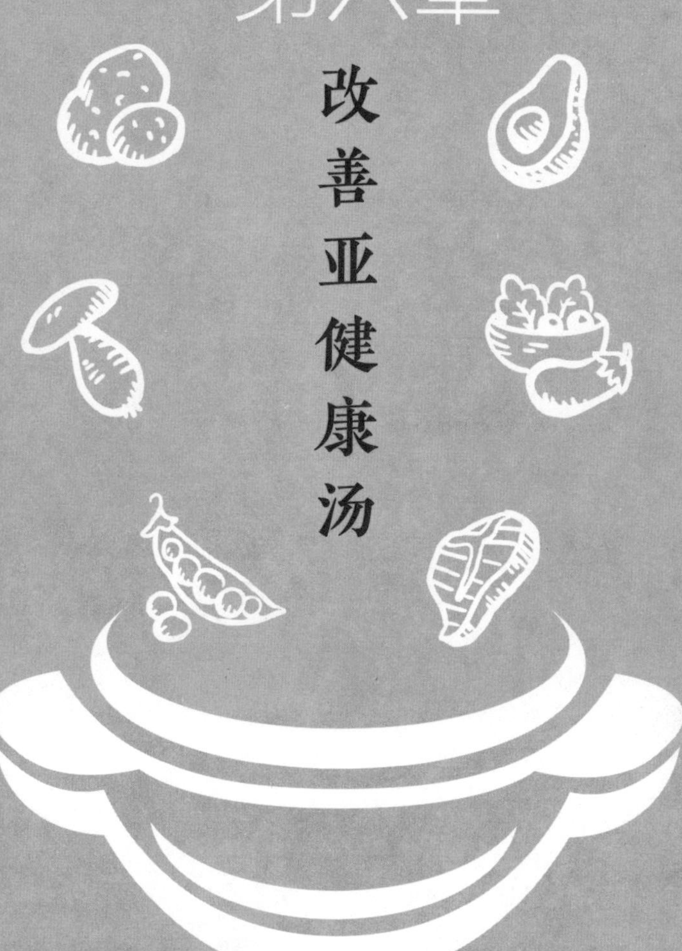

煲汤常用食材

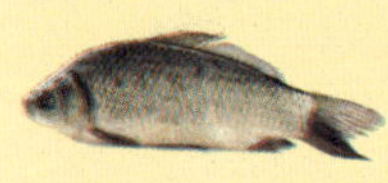

【鲫鱼】

肉质细嫩，营养丰富，对哮喘、气管炎、脾胃虚弱、溃疡、水肿、糖尿病患者具有很好的滋补功效。

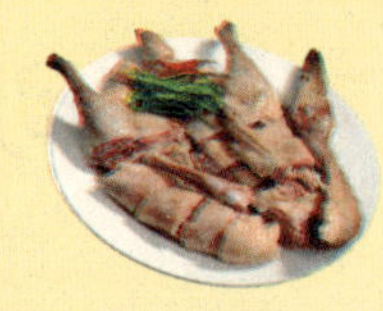

【鸭肉】

性寒，味甘咸，具有清热健脾、止咳化痰、滋阴养胃、补肾、除湿解毒、消除水肿等功效。

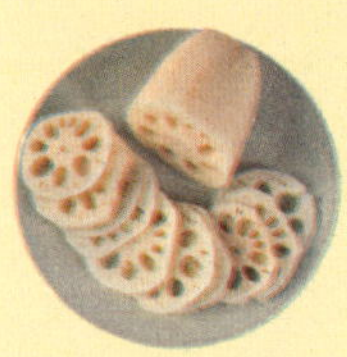

【莲藕】

脆嫩爽口，气味清香，营养丰富，具有开胃健脾、生肌益血、清热凉血等功效。

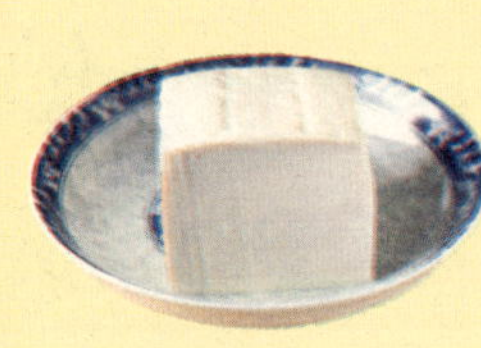

【豆腐】

富含蛋白质，钙含量也很高，具有生津润燥、泻火解毒、和中益气等功效。

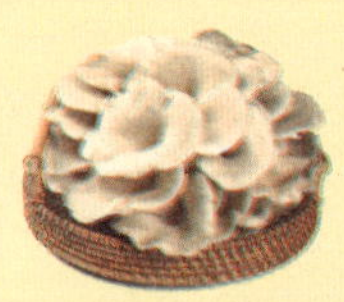

【平菇】

蛋白质含量高，矿物质含量丰富，氨基酸成分齐全，具有舒筋活络、追风散寒等功效。

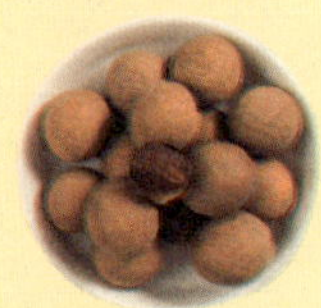

【桂圆】

富含铁、维生素 C 和多种氨基酸，能够促进血液循环，增加血红蛋白含量，有补气血等功效。

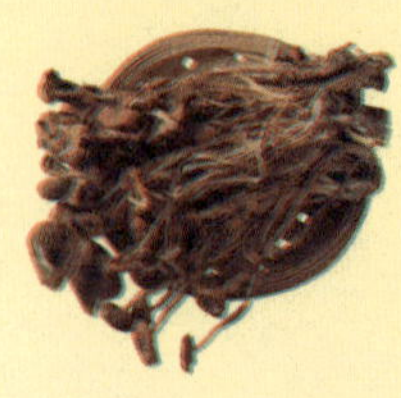

【茶树菇】

口感脆，味道鲜美，具有解毒、降压、安神醒脑以及抗衰老等功能，对气喘、水肿、低热、尿频等症状均有疗效。

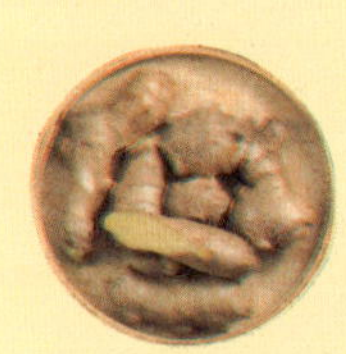

【生姜】

辛散温通，有解表散寒、温中止呕、化痰止咳、健脾养胃、促进血液循环等功效。

·改善失眠·

清炖桂圆鸡

主料 鸡 1200 克，桂圆肉 25 克

配料 大葱、姜、料酒、盐各适量

步骤

1. 将鸡宰杀，去毛、去内脏后洗净，放入沸水锅汆一下，捞出；大葱洗净后切段。
2. 炖锅内放入鸡、桂圆肉、葱、姜、料酒及适量清水，用小火炖至烂熟，加入盐调味即可食用。

TIPS 营养贴士 此汤具有补血、安定情绪、促进睡眠等功效。

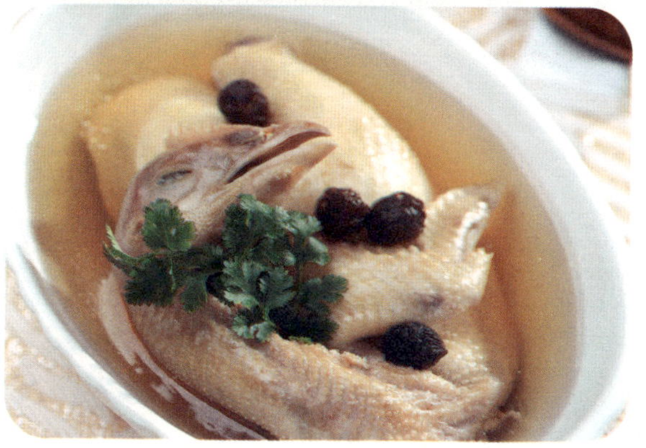

口蘑灵芝鸭子煲

主料 鸭子 1 只，口蘑、灵芝各少许

配料 生姜、葱、食盐各适量

步骤

1. 鸭子处理干净，洗净后切块；口蘑洗净后切片；生姜去皮洗净；葱洗净后切段；灵芝洗净后切条。
2. 锅中倒水，加入生姜、葱段、食盐、鸭子、口蘑、灵芝，以文火烧至煮熟。
3. 最后拣去生姜、葱段即成。

TIPS 营养贴士 此汤具有补气安神、止咳平喘、补益脾胃、补益心肺等功效。

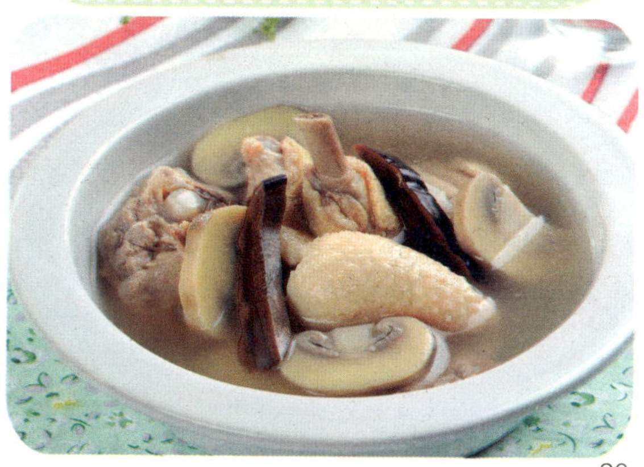

桂圆黑豆红枣汤

主料 黑豆若干

配料 红枣、莲子、桂圆肉各适量

步骤

1. 将黑豆、红枣、莲子洗净，提前在清水中浸泡。
2. 锅中倒水，将泡好的黑豆、红枣、莲子同桂圆肉一起放入锅里，用小火煮60分钟。
3. 用汤匙撇去汤上浮渣，等水熬至减少1/3时盛出即可。

TIPS 营养贴士 此汤具有健脾和胃、安神养心、补血健脾等功效。

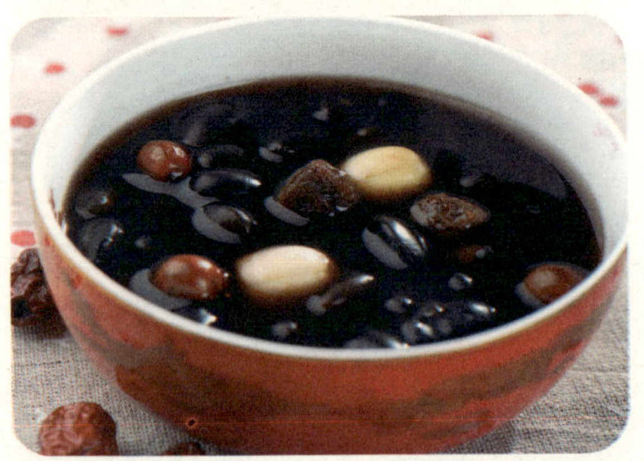

牛蒡黑鱼汤

主料 黑鱼300克，牛蒡200克

配料 香菜段、香葱、葱段、姜片、蒜片、盐、油、生抽、料酒各适量，枸杞少许

步骤

1. 将黑鱼切块，用葱段、姜片、蒜片、生抽、料酒腌渍片刻；牛蒡切块；香葱切成葱花。
2. 锅置火上，倒入适量油，稍微煎一下黑鱼，倒入水烧开，加入牛蒡、枸杞，炖煮30分钟。
3. 最后捞出葱段、姜片、蒜片，用盐调味，撒上香菜段、葱花即可食用。

TIPS 营养贴士 此汤具有安神醒脑、改善失眠、提高人体免疫力等功效。

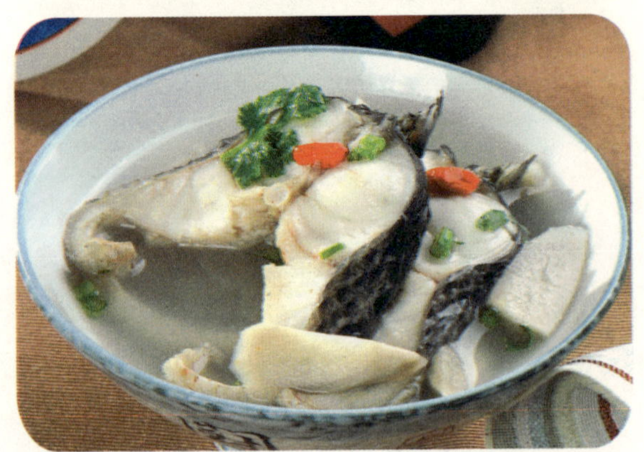

·提高免疫力·

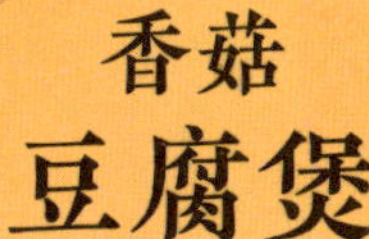

香菇豆腐煲

主料　香菇、豆芽适量，豆腐 300 克

配料　橄榄油、植物油、食盐、生抽、洋葱各适量

步骤

1. 将香菇泡开撕片；豆腐切块，入开水焯烫后捞出；豆芽洗净；青椒与红椒切片。
2. 炒锅内倒植物油，加热，放入豆芽、香菇翻炒。
3. 放入豆腐、食盐、生抽，加半碗水炖煮，待豆腐和香菇快熟透时，滴上几滴橄榄油即可。

TIPS 营养贴士　此汤具有清热解毒、降低血脂、降血压、增强免疫力等功效。

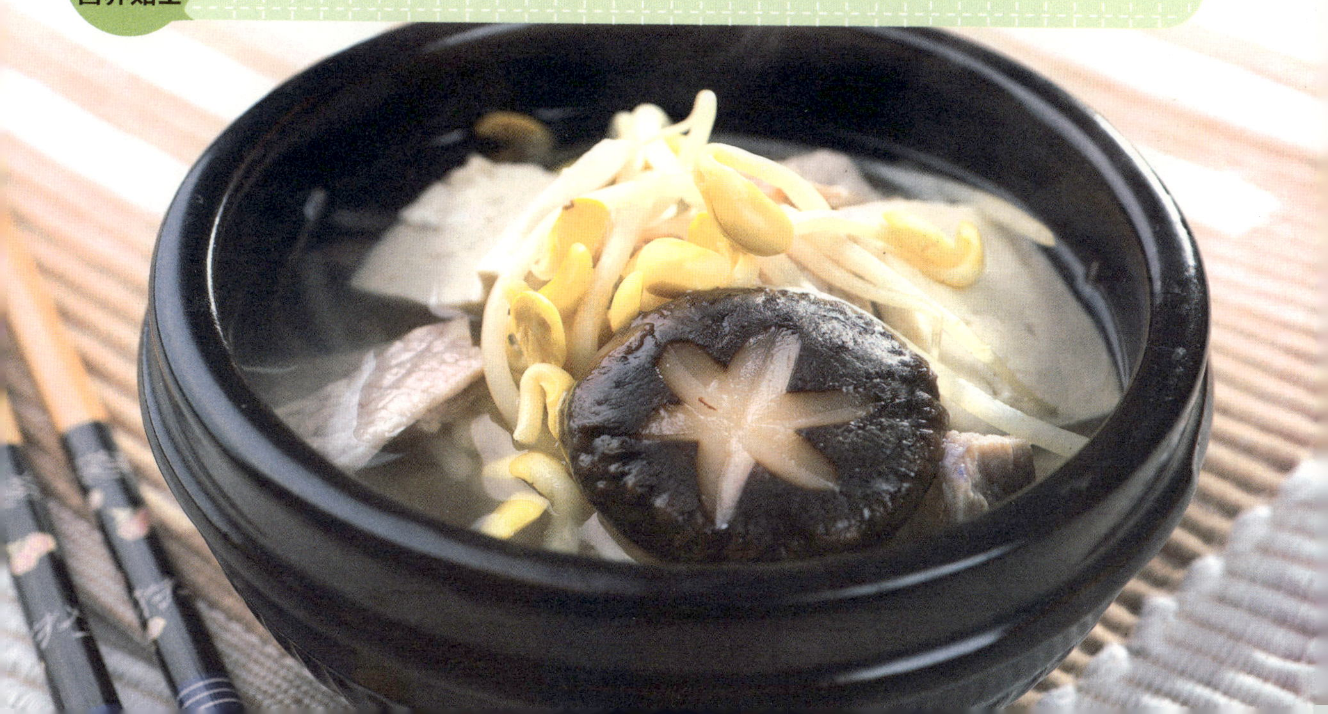

椰奶香芋鸡煲

主料 鸡 1 只，香芋 1 个

配料 椰奶、蒜、食用油、食盐、料酒、味精、香菜各适量

步骤

1. 将香芋去皮后切片；将蒜切成末；鸡切成适口小块，放入料酒腌渍 30 分钟。
2. 锅内倒入食用油，油热后放入蒜末爆香，放入鸡肉翻炒片刻，加入适量水，放入香芋熬煮；食材快熟时，倒入椰奶，熟后放入食盐、味精调味即可。出锅后在上面撒上香菜。

TIPS 营养贴士 此汤具有增加食欲、帮助消化、增强免疫力等功效。

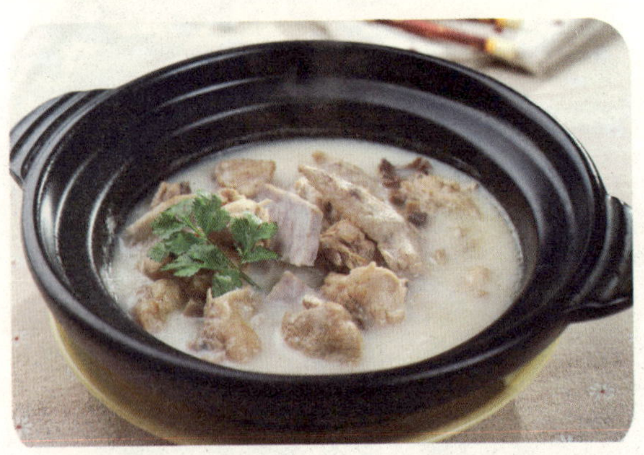

莲藕排骨汤

主料 莲藕 250 克，排骨 500 克

配料 山药粉、红枣、精盐、姜片各适量

步骤

1. 将排骨洗净，入锅焯血水，捞出备用；莲藕洗净后切块。
2. 起锅烧开水，将排骨、姜片入锅，待排骨六成熟时加入莲藕和红枣，大火烧开后转小火慢煲，待莲藕熟后加入少量山药粉，煮开加精盐调味即可。

TIPS 营养贴士 此汤具有补益气血、增强免疫力等功效。

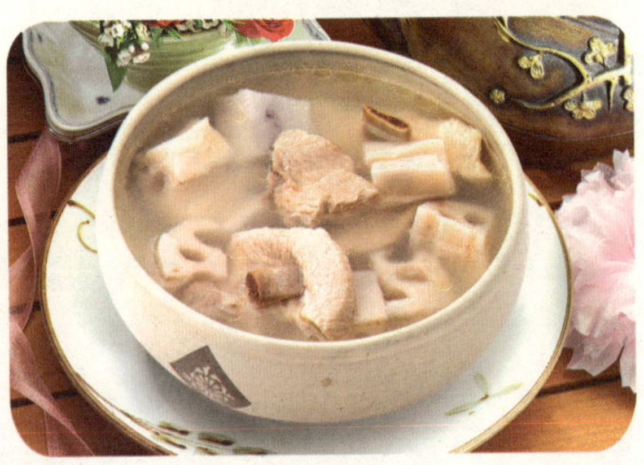

核桃炖牛脑

主料　核桃肉、牛脑、牛腱各适量

配料　姜片、枸杞、精盐、料酒各适量

步骤

1. 将牛脑浸在清水中，撕去薄膜，除去红筋，牛脑、牛腱放入滚水中煮 5 分钟，取出冲洗干净，牛腱切片。
2. 将核桃肉放入无油的锅中略炒，再入滚水中煮 3 分钟，取出洗净。
3. 把牛脑、牛腱、核桃肉、姜片、枸杞、料酒放入炖盅内，加入适量开水，炖约 3 小时，食用时用精盐调味。

TIPS 营养贴士　此汤具有补血益气、补脑健脑、增强免疫力等功效。

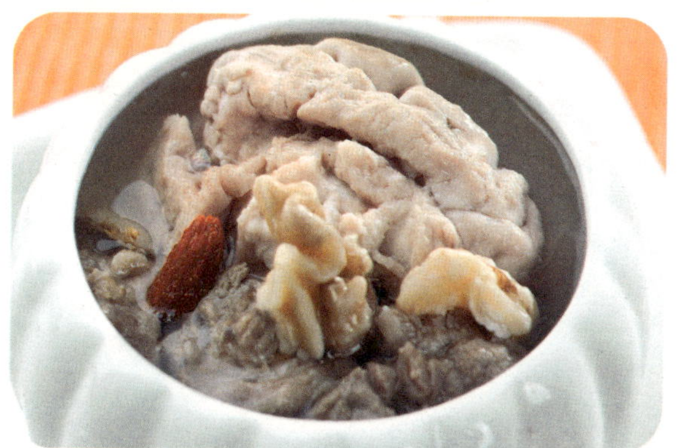

米兰蔬菜汤

主料　意大利面 50 克，胡萝卜、圆白菜、四季豆、黄甜椒各适量，培根 2 片

配料　番茄酱、大蒜、精盐、橄榄油、白胡椒粉、鸡汤各适量

步骤

1. 将所有蔬菜洗净，切成小丁备用；培根切成小丁；大蒜切碎，锅中加水，下意大利面煮 8 分钟，捞出。
2. 汤锅中倒入适量橄榄油，烧热后放入培根丁、蒜末炒香，加入所有蔬菜丁，炒熟。
3. 倒入鸡汤，大火煮滚后，转小火煮 10 分钟，加入精盐、番茄酱、白胡椒粉调味，再放入意大利面略煮即可。

TIPS 营养贴士　此汤具有益肝明目、增强免疫力、清热止痛等功效。

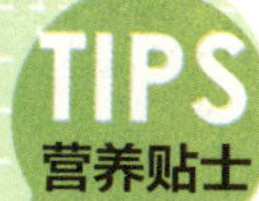

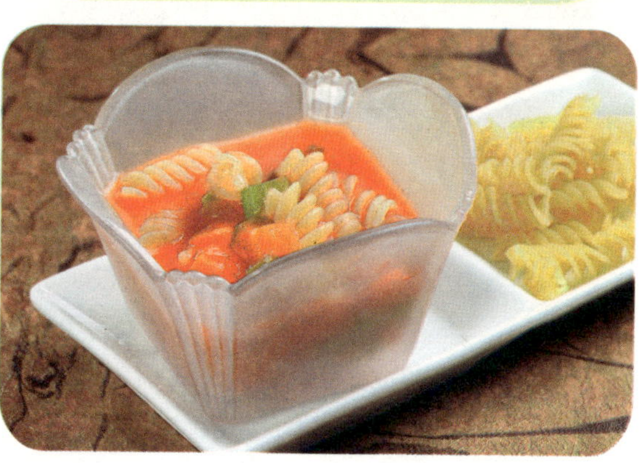

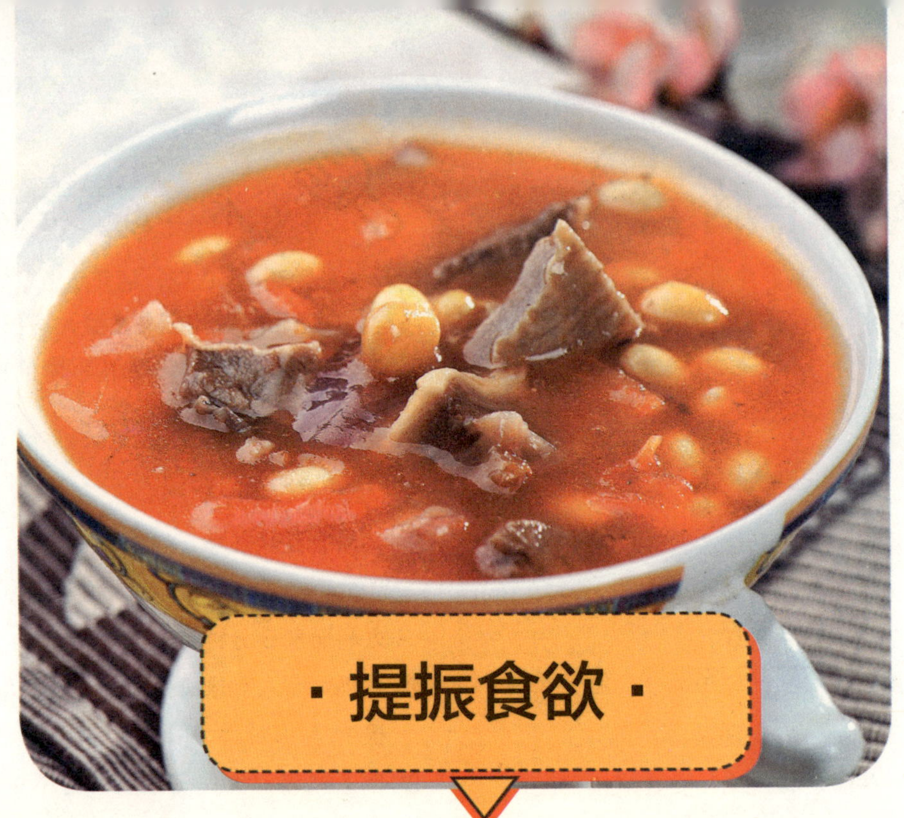

·提振食欲·

番茄黄豆牛腩

主料 牛腩 500 克，番茄 3 个，黄豆 50 克

配料 色拉油 30 克，山楂 2 个，香叶 4 片，精盐 5 克，蒜末 5 克，料酒 30 克，老抽 10 克，大料适量

步骤

1. 黄豆提前用水泡好；牛腩洗净后切成块状，冷水下锅汆烫，去杂质和血沫；番茄去皮后切块。
2. 锅里倒入色拉油后，放入香叶、大料、蒜末爆香，倒入汆烫好、沥干水的牛腩，牛腩快炒后倒入老抽上色，倒入黄豆继续翻炒，再加入番茄块和山楂，翻炒后倒入料酒。
3. 将翻炒好的食材盛到砂锅里小火慢炖，炖到番茄出汁后，加入少许精盐调味，等到汤汁变稠、牛腩软烂，关火即可。

TIPS 营养贴士 此汤具有消除疲劳、增进食欲、减少胃胀食积等功效。

萝卜牛腩汤

主料 牛肉400克，白萝卜200克，胡萝卜100克

配料 姜、盐、米酒、味精、香油、辣椒粉各适量

步骤

1. 将牛肉洗净后切块，白萝卜洗净后切块，胡萝卜洗净后切块，姜切片。
2. 锅中添水，煮沸后加入牛肉焯一遍。
3. 锅中倒入清水，倒入牛肉块、胡萝卜块、白萝卜块，以小火慢炖，待牛肉炖烂后，加入姜片、米酒、盐、味精、香油、辣椒粉稍炖，拣去姜片即成。

TIPS 营养贴士 此汤具有补中益气、强健筋骨、促进消化、增强食欲、止咳化痰等功效。

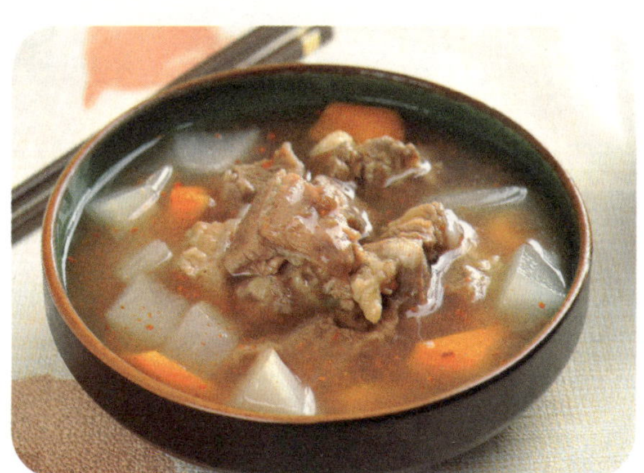

酸菜土豆汤

主料 土豆 1 个，酸菜适量

配料 麻油、姜各适量

步骤

1. 酸菜洗净后切片，土豆去皮后切长片，姜去皮后切末。
2. 锅中添水，加入酸菜、土豆片、姜末，用大火煮沸后，淋入麻油，转文火煮 15 分钟即成。

TIPS 营养贴士 此汤具有健脾和胃、益气调中、通便等功效。

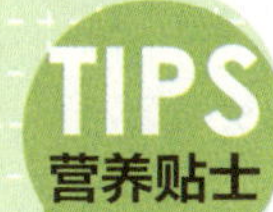

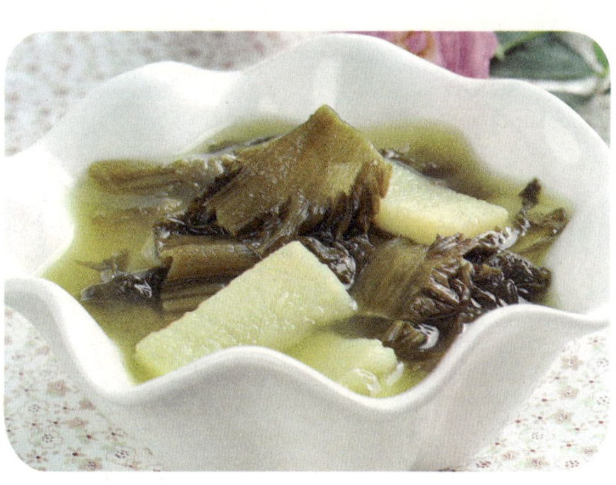

野鸭山药汤

主料 野鸭 1500 克，山药 250 克

配料 姜片、葱段、盐、料酒各适量

步骤

1. 山药去皮，洗净后切块；野鸭去毛及内脏，洗净后放入锅内，加入适量清水煮熟，捞出待凉，去骨后切丁，原汤留用。
2. 将山药与鸭丁一起倒入原汤内，加入料酒、姜片、葱段、盐，继续煮沸即可。

TIPS 营养贴士 此汤具有提振食欲、健脾开胃、促进消化等功效。

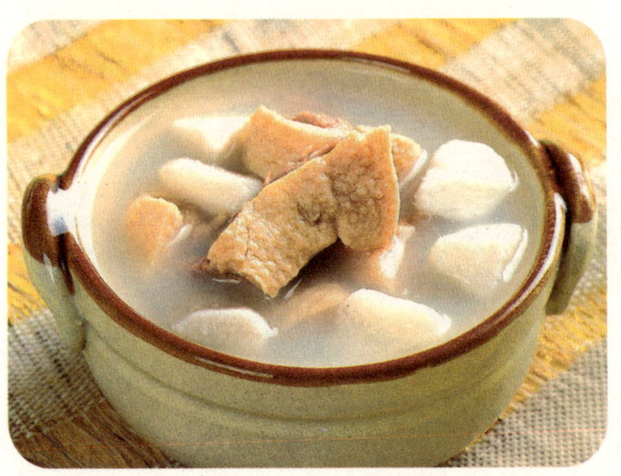

腊肉芥菜汤

主料 芥菜 300 克，腊肉 150 克

配料 姜、料酒、精盐、味精、鲜汤、胡椒粉适量

步骤

1. 腊肉切片；芥菜去皮洗净，切成 4 厘米长、1.5 厘米宽、1 厘米厚的条状待用。
2. 锅置旺火上，倒入鲜汤，放入腊肉烧沸，撇去浮沫，下姜末、胡椒粉、料酒，烧至六成熟，倒入芥菜，烧至腊肉、芥菜熟透，放入精盐、味精起锅即可。

TIPS 营养贴士 此汤具有开胃祛寒、消食、宣肺豁痰、温中利气等功效。

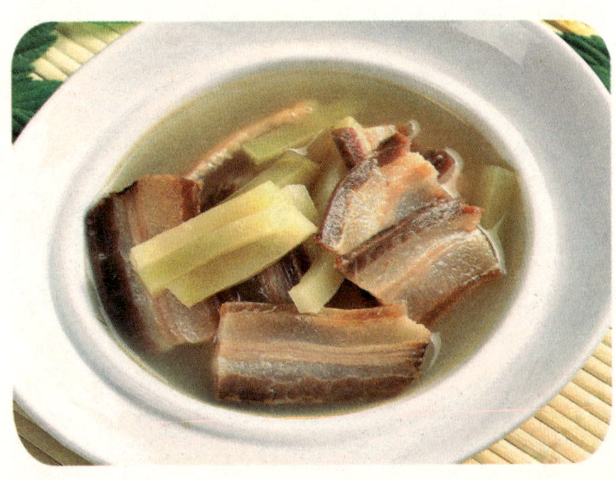

·情绪低落·

香菇红枣汤

主料　大枣 10 枚，干香菇 20 朵

配料　盐、料酒、味精、色拉油各适量

步骤

1. 将大枣去核洗净；干香菇用温水泡至软涨，捞出洗去泥沙。
2. 将泡香菇的水倒入盅内，放入香菇、大枣，调入盐、味精、料酒、色拉油及少许水，隔水炖熟即可。

TIPS 营养贴士　此汤具有降血压、抗过敏、养血安神、益智健脑等功效。

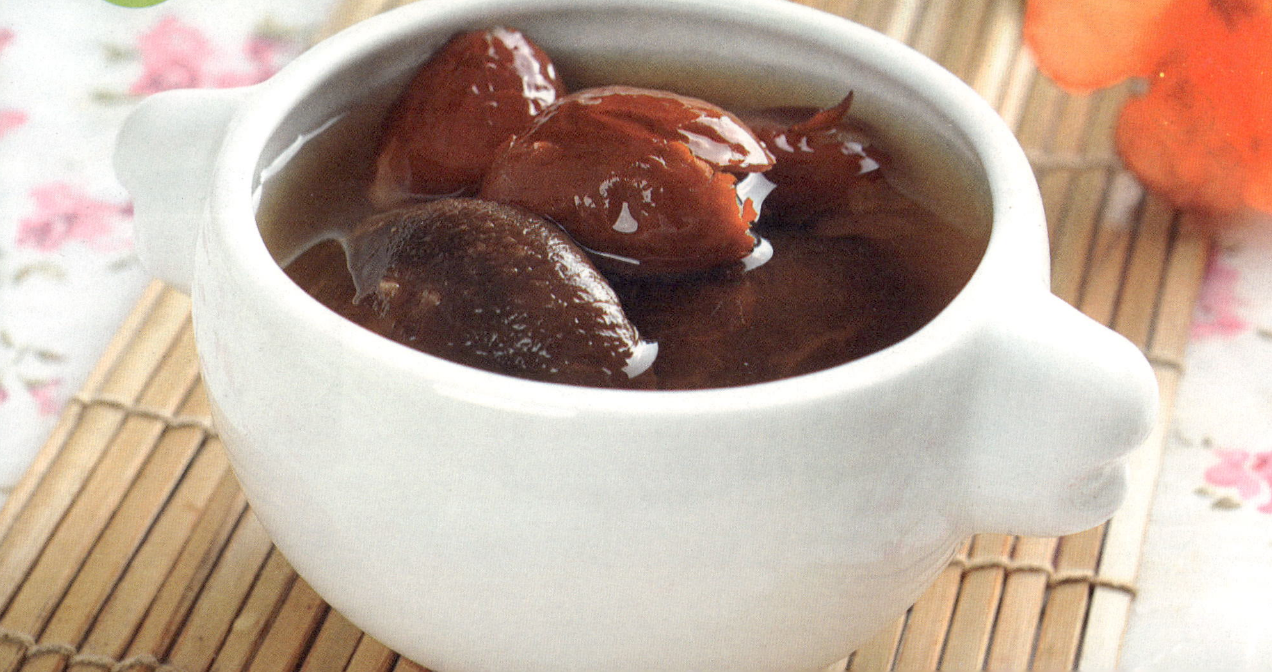

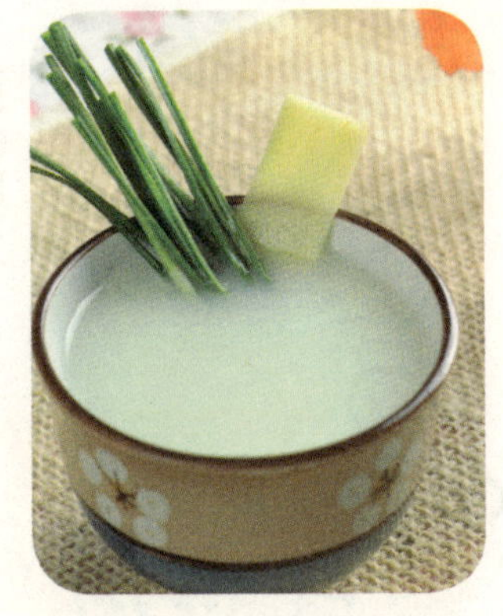

韭姜牛乳补肾汤

主料 韭菜200克，牛奶300毫升

配料 姜、食盐各少许

步骤

1. 将嫩韭菜、姜片洗净，用干净纱布包好，压出汁液。
2. 锅内倒入牛奶，再倒入韭菜姜汁，烧开后用食盐调味即可。

营养贴士 此汤具有补肾、健胃、提神、止汗固涩等功效。

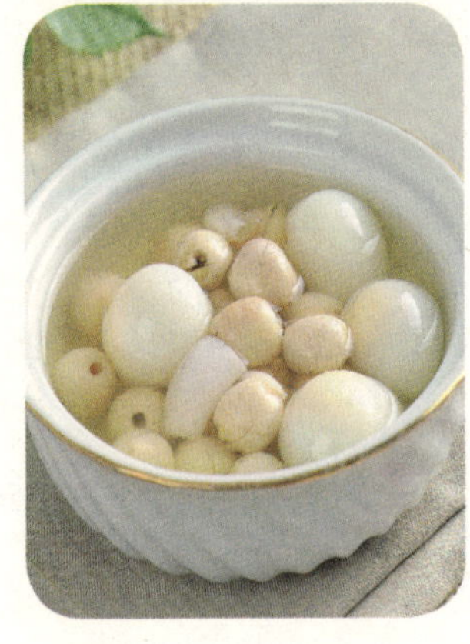

川百合鸽蛋汤

主料 鸽子蛋3个，川百合20克，莲子肉30克

配料 白糖少许

步骤

1. 将川百合洗净，莲子肉洗净，鸽子蛋煮熟后去壳。
2. 锅置火上，倒入适量清水，加入川百合和莲子肉同煮，煮至莲子酥烂时，倒入鸽子蛋。
3. 加白糖调味，待糖溶化即可。

营养贴士 此汤具有补肾健脾、益肺、清心安神、使人精力旺盛等功效。

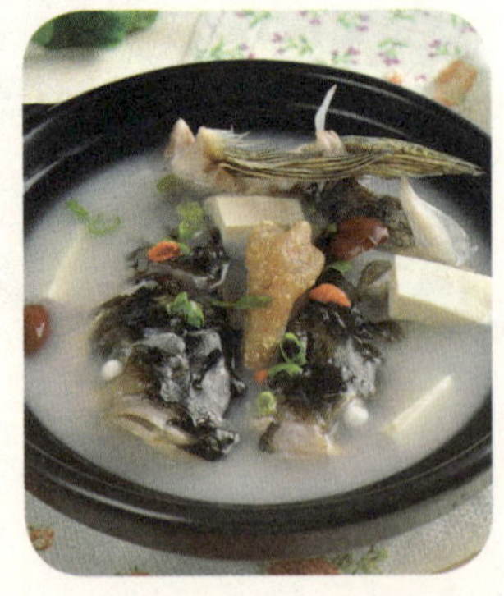

天麻鱼头豆腐汤

主料 鳙鱼头1个，南豆腐50克，天麻30克

配料 红枣、枸杞、姜片、香葱、花生油、花雕酒、盐、鸡粉、高汤各适量

步骤

1. 将天麻、枸杞用清水泡软；南豆腐切块；香葱白切段，葱叶切花；锅中烧水，用勺淋在鳙鱼头上，擦去鱼头上的黑膜，冲洗干净。
2. 锅中烧花生油，放葱白和姜片煸香，将鱼头两面煎过，加清水或高汤，烧开后把鱼头放到砂锅中，加入天麻、枸杞、红枣，再用盐、鸡粉、花雕酒调味，慢炖30分钟，出锅时撒葱花即可。

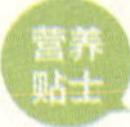

营养贴士 此汤具有平肝祛风、疏肝解郁、安神补脑等功效。

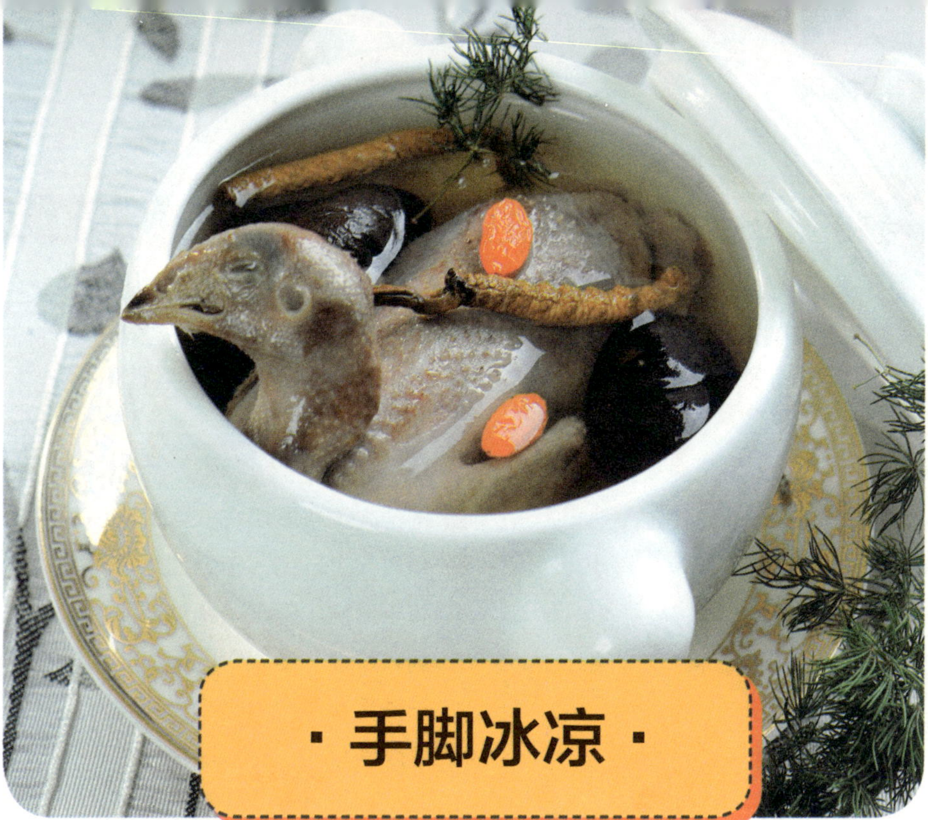

· 手脚冰凉 ·

虫草炖鹌鹑

主料 鹌鹑 1 只，冬虫夏草 2 个，泡发香菇适量

配料 胡椒粉、食盐、鸡汤、白酒、生姜、葱白、枸杞各适量

步骤

1. 将冬虫夏草去灰屑，用白酒浸泡，洗净；鹌鹑宰杀，沥净血，用温水烫透，去毛、内脏及爪，放沸水中略焯 1 分钟，捞出晾冷；葱白切段；生姜切片；泡发香菇去蒂洗净。以上食材均放入盅中。
2. 在鹌鹑的腹内放入冬虫夏草，然后放入盅内，鸡汤用食盐和胡椒粉调好味，灌入盅内，放入枸杞，用湿绵纸封口，上笼蒸 40 分钟，取出冬虫夏草点缀即可。

TIPS 营养贴士 此汤具有滋肺润肾、强筋骨及治疗五心燥、肺腑热、足膝冷等功效。

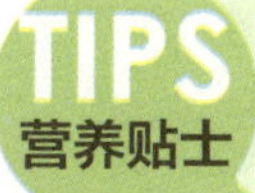

大枣鸽子汤

主料 鸽子1只，大红枣适量

配料 黑木耳20克，咸肉片、食盐、鸡精、料酒、麻油、葱段、姜片各适量

步骤

1. 鸽子处理干净，切大块，放入锅内，加足量水，倒入料酒、葱段、姜片，煮40分钟。
2. 放入泡发的木耳、咸肉片、大红枣，继续煮至鸽肉熟软。
3. 加食盐、鸡精调味，淋一勺麻油提香即可。

TIPS 营养贴士 此汤具有益气养血、安神、壮体补肾等功效。

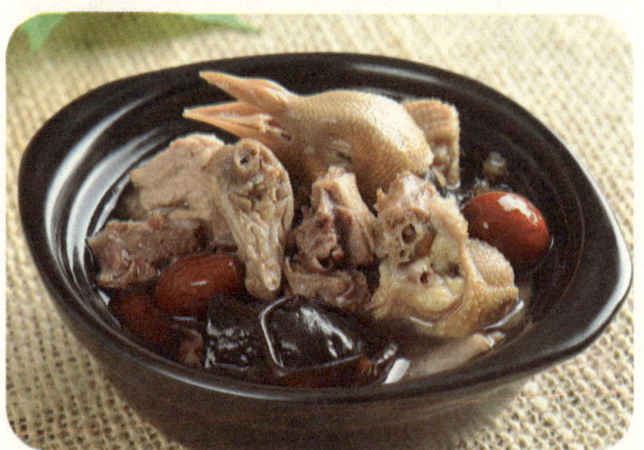

豆腐羊肉汤

主料 羊肉300克，豆腐500克

配料 蒜末、料酒、姜末、花椒、植物油、精盐、味精、鲜汤各适量

步骤

1. 将羊肉洗净后切块，豆腐切块备用。
2. 锅置火上，倒入植物油烧热，放入花椒和羊肉块，将羊肉块炒至变色。
3. 加入鲜汤、姜末、料酒、蒜末和精盐，一并倒入煲内，用小火烧至酥烂，加入豆腐块烧透，撒入味精即可。

TIPS 营养贴士 此汤具有益气补虚、生津润燥、强身健体等功效。

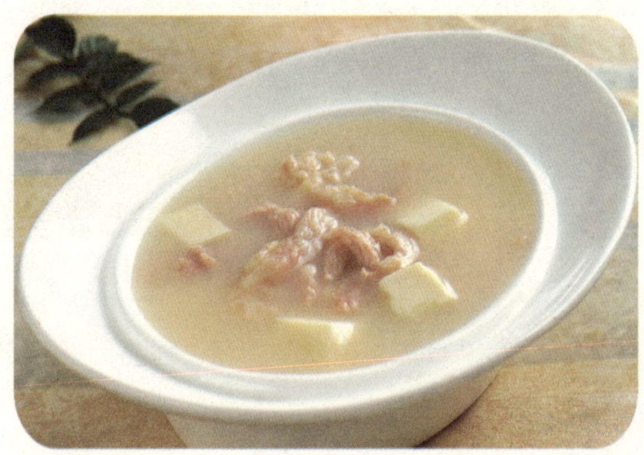

·口腔溃疡·

牛奶鲫鱼汤

主料 鲫鱼 1 条，白萝卜、胡萝卜各 1 根，牛奶 100 毫升

配料 精盐、味精，猪油、姜片、葱花各适量，枸杞少许

步骤

1. 将鲫鱼收拾干净；白萝卜、胡萝卜分别去皮，洗净后切小条；枸杞洗净备用。
2. 烧热锅，用猪油滑锅后倒出，留少量猪油，烧至七八成热时，把鲫鱼放入略煎，再加入枸杞，加盖略焖，使香味渗透鱼身，然后再加牛奶和姜片，用大火烧沸后，加入精盐、味精调味。
3. 加入白萝卜条、胡萝卜条，转中火同煮，煮熟后拣去姜片，放入碗中，撒上葱花即可。

TIPS 营养贴士 此汤具有健脾利湿、和中开胃、活血通络、温中下气等功效。

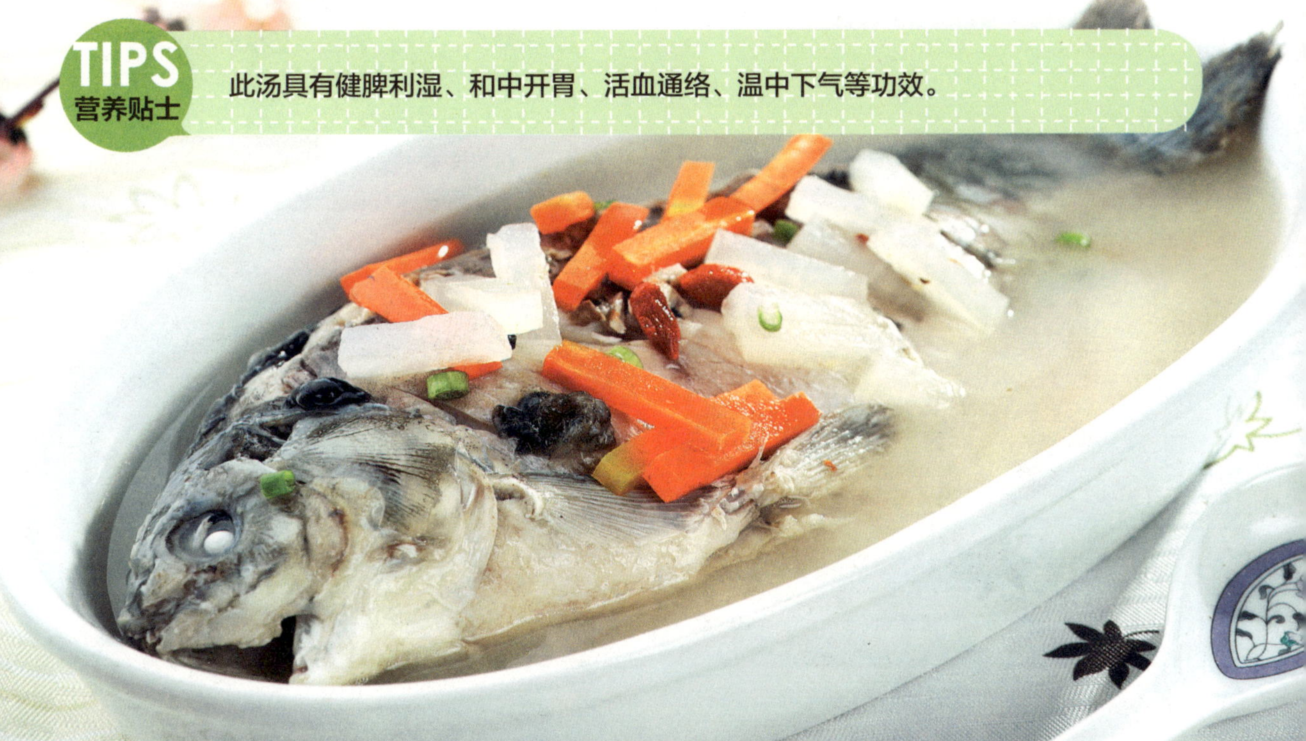

生菜豆腐汤

主料 豆腐 200 克，生菜 100 克

配料 木耳 30 克，精盐、葱花、油各适量

步骤

1. 把生菜叶洗净，切成条；豆腐切成方块；木耳切丝。
2. 锅内加入清水，加少许精盐，放入切好的豆腐煮沸，捞出放入盘中；锅内热油后加入葱花爆香，将豆腐放入锅内，加适量水，再放入生菜、木耳煮沸，加入适量精盐即可。

TIPS 营养贴士 此汤具有促进消化、清热降火、增强免疫力等功效。

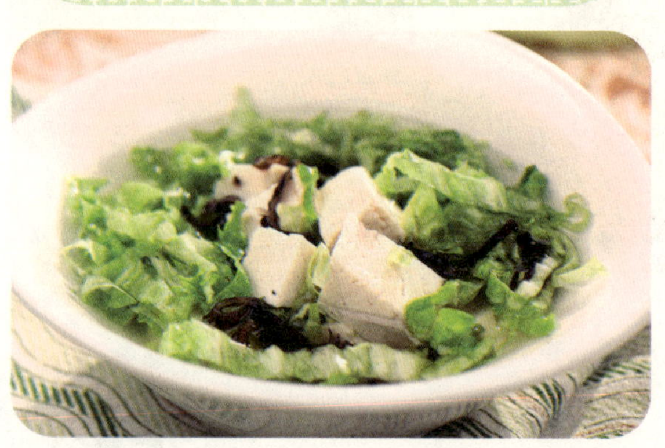

豆腐蔬菜浓汤

主料 豆腐、香菇、小青菜、胡萝卜各适量

配料 面粉、姜丝、盐、鸡精、胡椒粉、色拉油各适量

步骤

1. 将豆腐、香菇、小青菜、胡萝卜切成碎丁；锅中水开放入香菇、胡萝卜和小青菜梗焯水，再次煮开后捞起。
2. 锅中加入少许色拉油，四到五成热时加入一小把面粉，迅速翻炒，加入姜丝翻炒均匀；倒入适量的开水，搅拌成浓汤，加入香菇、胡萝卜、菜梗、豆腐和菜叶，煮熟后，放盐、鸡精、胡椒粉调味即可。

TIPS 营养贴士 本汤具有增强人体抵抗力、预防口腔溃疡等功效。

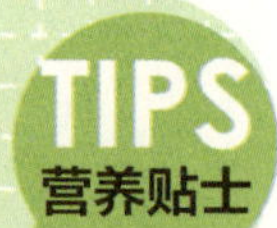

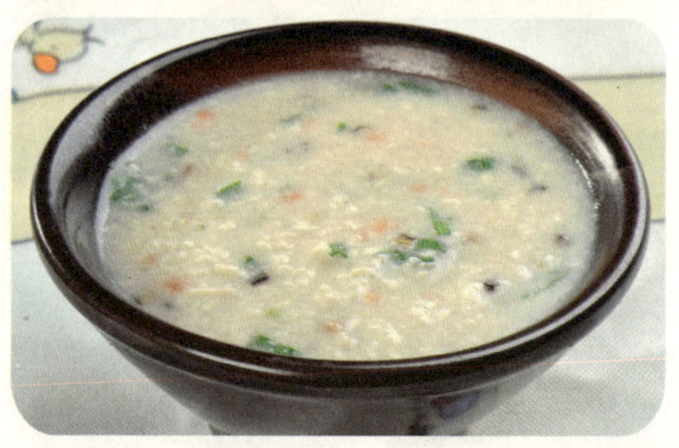

·调养肠胃不适·

黄豆芽紫菜汤

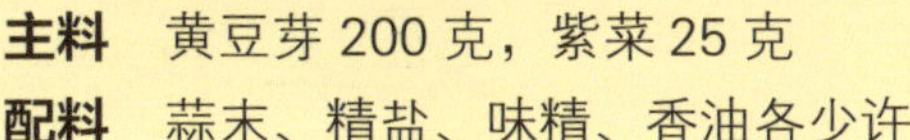

主料 黄豆芽 200 克，紫菜 25 克

配料 蒜末、精盐、味精、香油各少许

步骤

1. 黄豆芽择去根部的豆芽须，然后用清水洗净待用；紫菜放入水中泡发，然后撕成小块。
2. 锅中加入清水、紫菜和黄豆芽，武火煮沸，改文火焖煮 15 分钟，下蒜末、精盐、味精、香油，搅拌均匀即可。

TIPS 营养贴士 此汤具有预防贫血、促进消化、促进胃肠蠕动等功效。

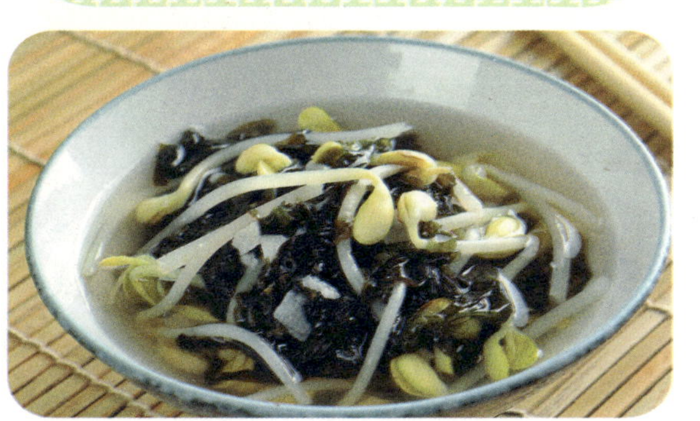

山药玉米排骨汤

主料 排骨 500 克，甜玉米、山药各 300 克

配料 盐、姜各适量

步骤

1. 排骨剁成段，焯水后洗净；山药去皮后切段；甜玉米切段；姜切片。
2. 锅中倒入清水，放入姜片，烧开后放入排骨，大火烧几分钟， 然后转小火煲至肉烂。放入山药、甜玉米，大火烧开后转小火，煲至甜玉米、山药熟透时，加入盐调味即可。

此汤具有降糖、助消化、健脾养胃等功效。

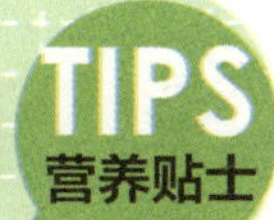

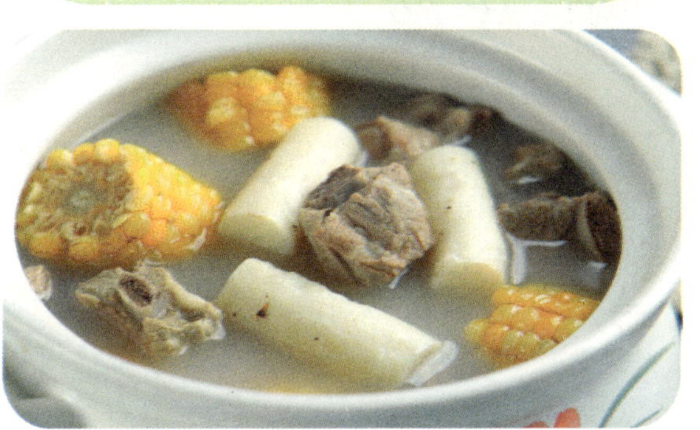

芋头牛肉汤

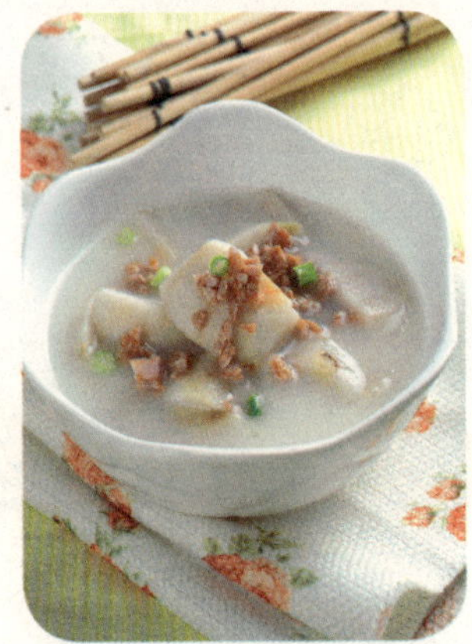

主料 芋头 200 克，牛肉 50 克

配料 鸡精、精盐、葱花各适量

步骤

1. 将牛肉洗净，焯水后切成碎末；芋头洗净，去皮切块。
2. 炖锅加水，放入芋头、牛肉，炖约 1 小时；吃前调入精盐，撒上鸡精和葱花即可。

营养贴士 此汤具有养血补血、补中益气、调理脾胃、增加食欲等功效。

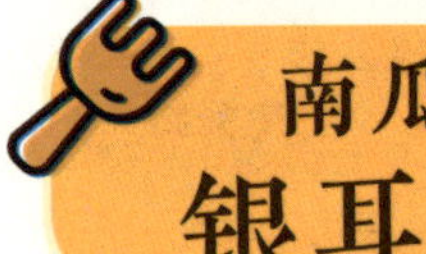

鸡腿菇汤

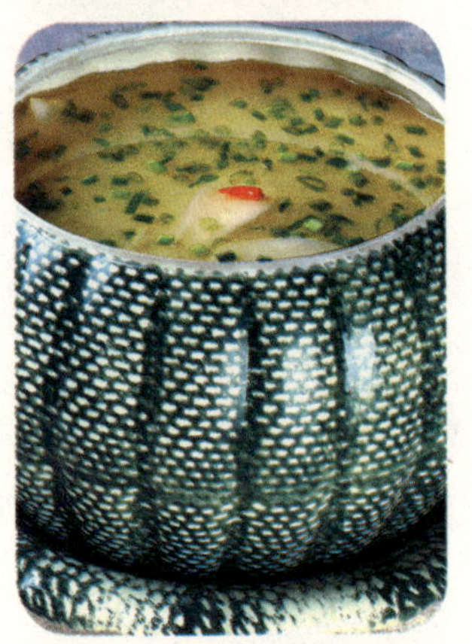

主料 鸡腿菇 1 个

配料 酸辣汤粉、小葱、淀粉、盐、黑胡椒粉各适量

步骤

1. 将鸡腿菇切片，用酸辣汤粉拌匀腌 5~10 分钟；小葱切碎。
2. 开火，鸡腿菇连同酸辣汤粉下锅，以凉水煮开，加少许淀粉，打开锅盖继续煮，加入盐、黑胡椒粉调味。
3. 煮到汤汁变得浓稠一些，撒上葱花即可。

营养贴士 此汤具有增进食欲、促进消化、增强免疫力等功效。

南瓜银耳汤

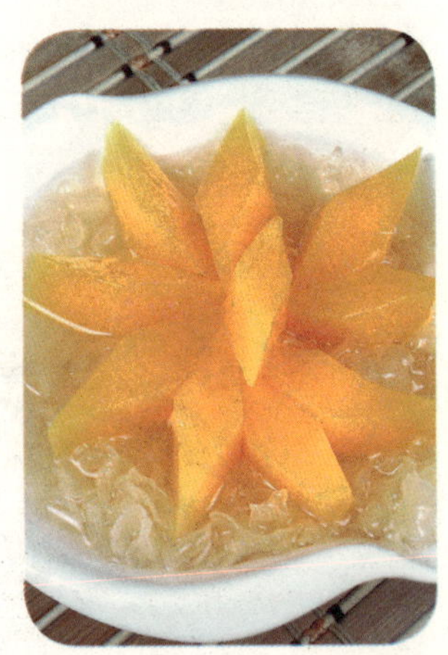

主料 南瓜、银耳各适量

配料 冰糖少许

步骤

1. 银耳泡发洗净；南瓜去皮去瓤，洗净后切成菱形块。
2. 锅中加水，加入银耳，烧开后转小火，煮至锅中汤汁浓稠，再加入南瓜块。
3. 烧开后，转小火煮至南瓜变软，加入适量冰糖调味。

营养贴士 此汤具有滋阴润肺、促进胃肠蠕动、缓解便秘等功效。

·缓解用脑过度·

虾尾鱼汤

主料　虾尾肉 6 只，胖头鱼肉 300 克

配料　梅干菜，葱花、姜末、盐、鸡精、料酒、芝麻油、油、高汤各适量

步骤

1. 把胖头鱼肉洗净后切段，在鱼块两侧划斜刀口，抹上盐、料酒腌渍约 10 分钟，放入热油中炸至黄褐色。
2. 虾尾肉剔除虾线，梅干菜洗净，烫去盐分后，捞出，控干水分后，切碎。锅中加油，烧热后加入葱花、姜末，炒香后下梅干菜，烹入料酒。
3. 倒入高汤，放入胖头鱼肉、虾尾，煮沸后加盐、鸡精调味，然后淋上芝麻油、撒上葱花即可。

TIPS 营养贴士　此汤具有保护心血管、暖胃益智、补充蛋白质、增强记忆力等功效。

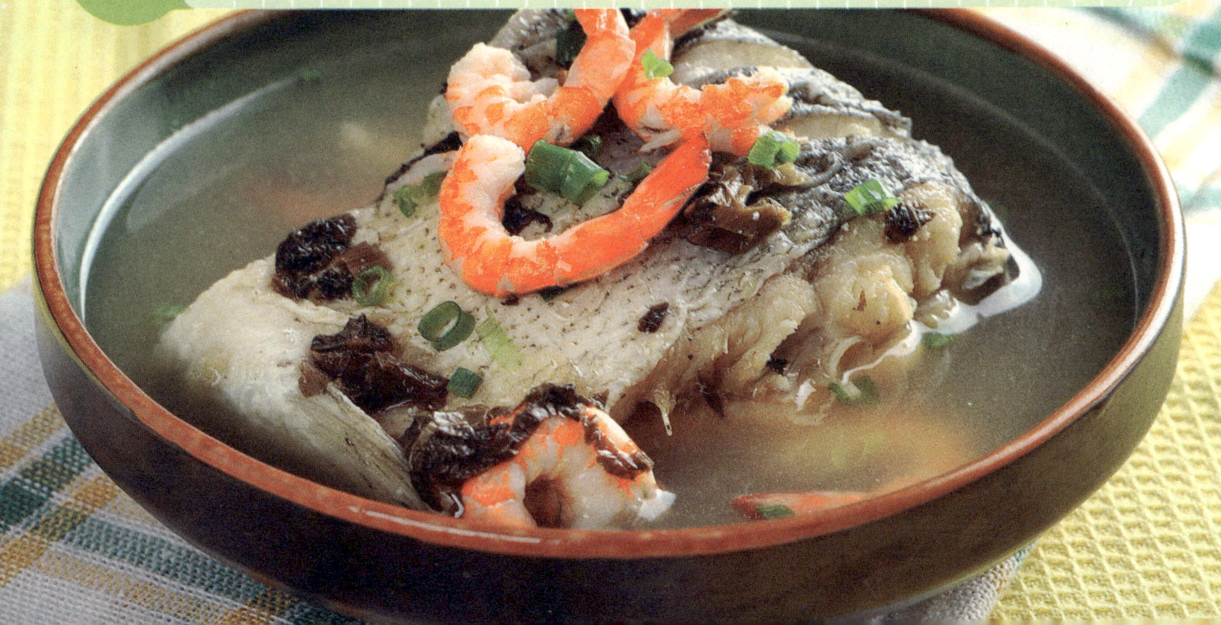

老豆腐炖鲶鱼

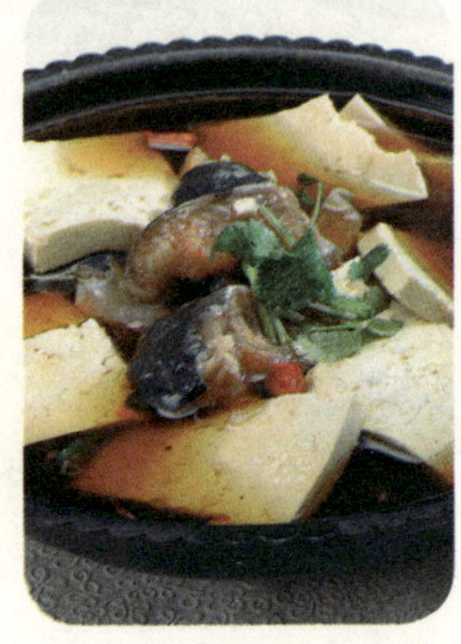

主料 老豆腐500克，鲶鱼1500克

配料 干辣椒、蒜、香菜、油、盐、白醋、生抽、豆瓣酱各适量

步骤

1. 把鲶鱼剁成段，加入盐、白醋，搓洗至无黏液为止，清水洗净；老豆腐切厚片；蒜、香菜切末。
2. 锅中油热后，放入干辣椒、蒜末爆香，将鲶鱼倒入锅中翻炒几下，倒入豆瓣酱、生抽，翻炒均匀后加水、老豆腐，炖至老豆腐起孔，放入香菜即可。

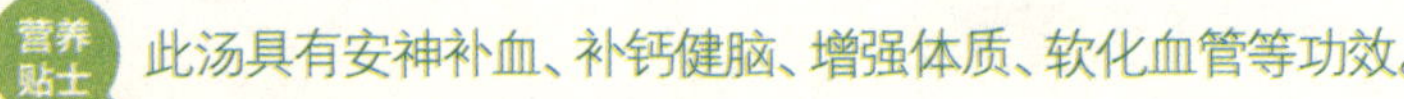

营养贴士 此汤具有安神补血、补钙健脑、增强体质、软化血管等功效。

海参当归汤

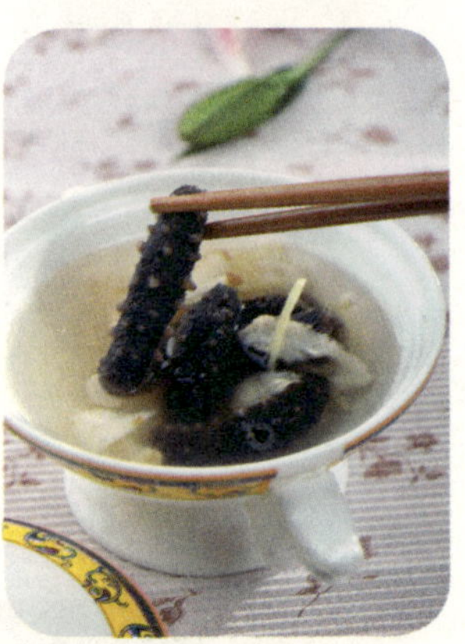

主料 干海参100克，当归、百合各30克

配料 姜丝、食盐、味精各适量

步骤

1. 把海参从腹下开口，去除内脏；锅中加入水、当归、姜丝，略煮。
2. 把海参与百合放入锅中，煮熟后放入食盐、味精调味。

营养贴士 此汤具有健脑益智、养心润燥、滋阴补肾等功效。

枸杞瘦肉强身汤

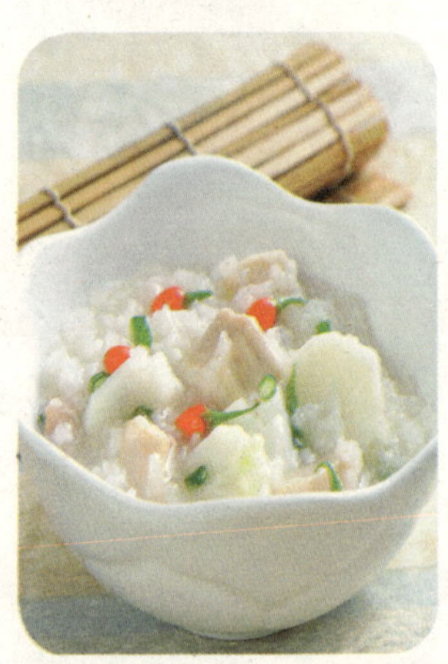

主料 瘦肉80克，枸杞梗适量

配料 油、盐、姜丝、枸杞各适量

步骤

1. 枸杞梗切成长段；瘦肉切片，用姜丝、油、盐腌渍一下；枸杞洗净备用。
2. 锅里倒水，加入枸杞梗，煮开后小火煮8分钟出味，然后捞出弃之不要。
3. 下肉片、枸杞煮开，最后加盐调味。

营养贴士 此汤具有改善大脑功效，增强记忆力等功效。

·改善疲劳乏力·

黄精蛋鸡汤

主料　母鸡 1000 克，山药（干）50 克

配料　黄精、党参、姜片、葱段、花椒、盐、味精各适量

步骤

1. 将鸡宰杀，洗净后剁成块，放入沸水锅中烫 3 分钟捞出，洗净血水沫。
2. 将鸡块盛入气锅内，加入葱段、姜片、盐、花椒、味精，再加入黄精、党参、山药，盖好气锅盖，上笼蒸 3 小时即可。

TIPS 营养贴士　此汤具有润肺补肾、强筋健骨、健脾、滋阴填精等功效。

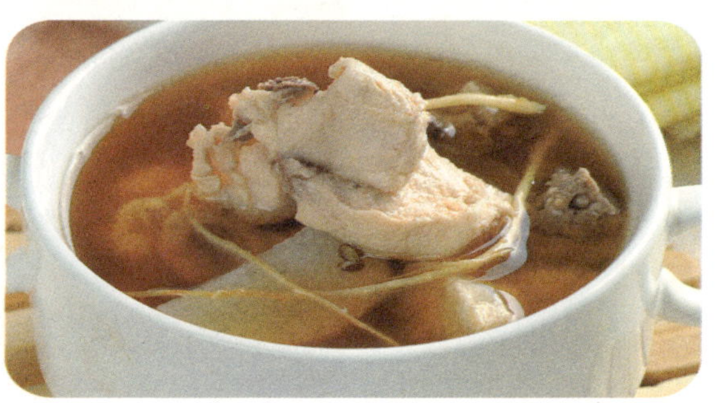

浓汤驴肉煲

主料　驴肉 300 克，驴骨头 200 克

配料　香葱、生姜、蒜头、大料、香油、料酒、胡椒粉、精盐、味精各适量

步骤

1. 将香葱洗净后打结，生姜洗净后拍松。
2. 将蒜粒用油爆至金黄，和驴肉、驴骨头一起放入锅中，加入香葱结、生姜、大料同煮，至肉烂时捞出，切片。
3. 待汤汁乳白时，放入驴肉片烧开，加精盐、味精、胡椒粉、料酒、香油即可。

TIPS 营养贴士　此汤具有补气养血、补肾壮阳、益精填髓等功效。

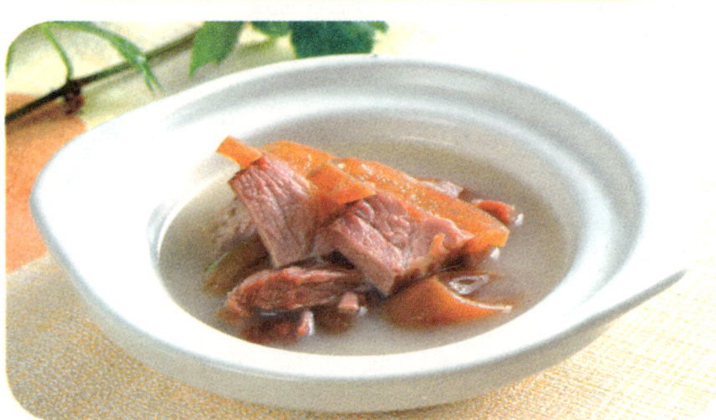

八宝茶汤

主料 糜子面粉 500 克

配料 橘饼、莲子、核桃仁、红枣肉、瓜条、黑芝麻、青梅、白糖各适量

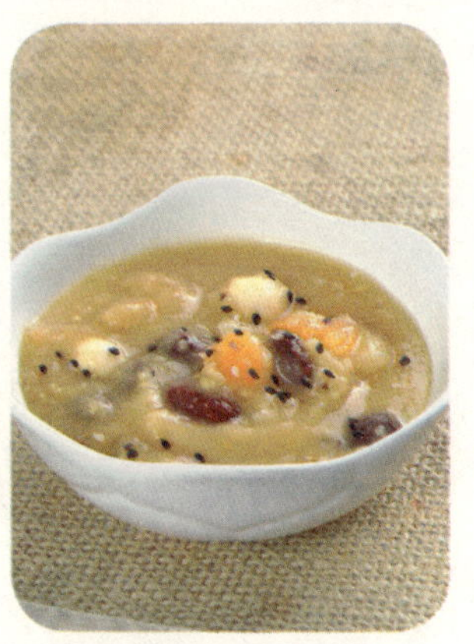

步骤

1. 碗内倒入 50 毫升沸水、10~15 毫升凉开水，加入糜子面粉调成糊。
2. 碗内加橘饼、莲子、核桃仁、红枣肉、瓜条、黑芝麻、青梅、白糖，用白开水冲搅至糊状，使其成杏黄色茶汤即可。

营养贴士 此汤具有滋阴润肺、补肾固本、养神益气等功效。

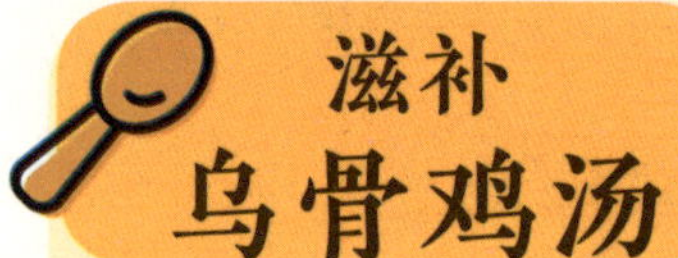

滋补乌骨鸡汤

主料 乌骨鸡 800 克，当归、南沙参、玉竹、枸杞各 5 克

配料 姜、花雕酒、植物油、精盐、上汤各适量

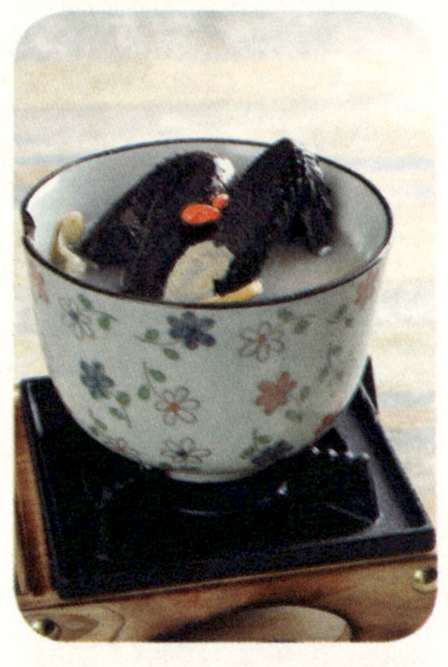

步骤

1. 将乌骨鸡切块，放入沸水锅中焯水后，捞出沥水；姜切片。
2. 将当归、南沙参、玉竹、枸杞放入大碗中，上笼蒸熟。
3. 锅置火上，倒入植物油烧热，下姜片煸香，倒入上汤、蒸好的配料、花雕酒、乌骨鸡，用精盐调味，煮熟拣出姜片即成。

营养贴士 此汤具有补益肝肾、补益脾胃、养血安神、强身健体等功效。

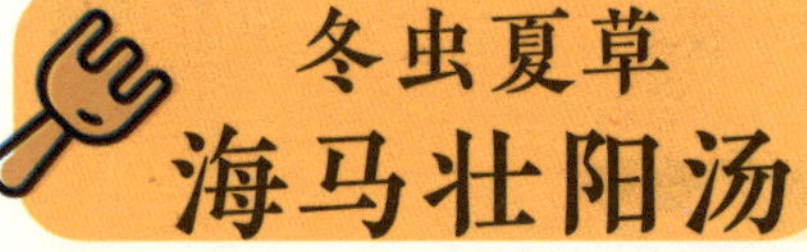

冬虫夏草海马壮阳汤

主料 冬虫夏草 2 根，干海马 1 个，红枣，鹿肉 200 克

配料 食盐、生姜各适量

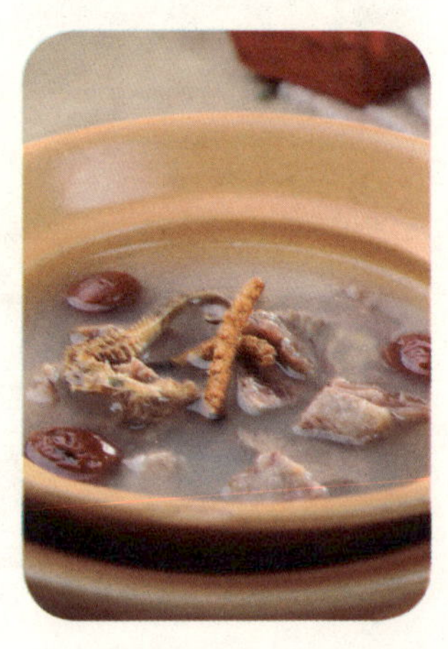

步骤

1. 将冬虫夏草、干海马、红枣洗净，鹿肉洗净后切块；生姜切片。
2. 锅中倒入适量水，再放入所有材料，文火炖煮 2 个小时。
3. 加入食盐调味即可食用。

营养贴士 此汤具有滋阴补阳、补肾益气、抗疲劳和增强免疫力等功效。

·调理代谢失调·

奶汤鮰鱼

主料　鮰鱼 750 克，煮鸡蛋 1 个，笋、火腿、青菜各适量

配料　盐、味精、白胡椒粉、姜块、葱结、绍酒、鲜汤各适量

步骤

1. 将鮰鱼去内脏，洗净后切段；煮鸡蛋去壳；青菜洗净；笋去皮洗净，切片；火腿切片。
2. 将锅置旺火上，加入姜块、葱结煸炒，放入鮰鱼段，加鲜汤、绍酒，大火煮至汤汁浓白。将笋片、煮鸡蛋、火腿放入锅中。
3. 待汤煮沸时放入青菜，小火煮 5 分钟，拣出葱结、姜块，加入味精、盐，撒上白胡椒粉即可。

TIPS 营养贴士　此汤具有加速新陈代谢、抗衰老等功效。

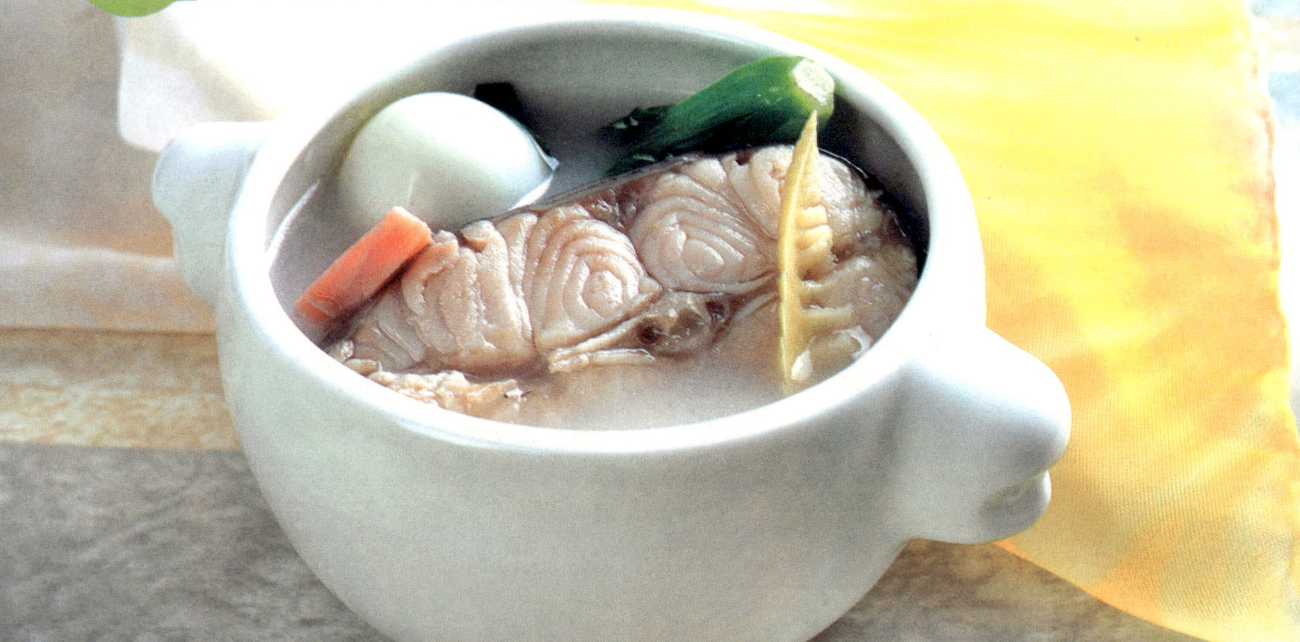

金针菇豆芽汤

主料 黄豆芽 50 克，金针菇 40 克

配料 蘑菇、冬笋、鱼豆腐、大葱、胡萝卜、红椒，鲜汤、植物油、盐、醋各适量

步骤

1. 将黄豆芽去根，洗净，加入少许醋；蘑菇洗净后撕片；胡萝卜切条；冬笋洗净后切片；大葱洗净后切花；红椒去籽后切片。
2. 锅中倒入黄豆芽，加入植物油爆香，倒入鲜汤，煮沸后放入蘑菇、胡萝卜等配菜，以小火焖煮。出锅前加盐调味。

TIPS 营养贴士 此汤具有补肝肾、益肠胃、促进新陈代谢等功效。

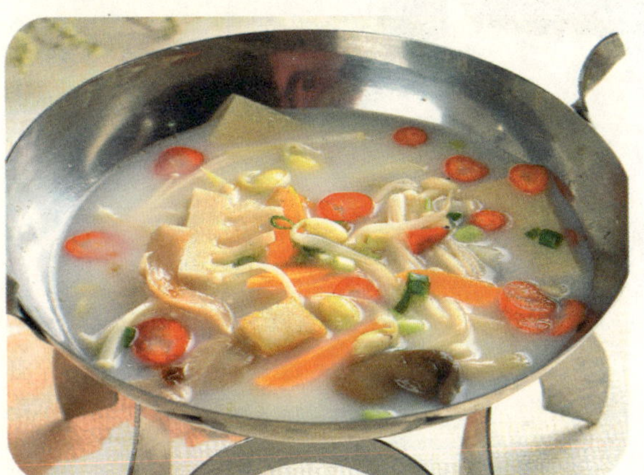

薏米牛蒡汤

主料 牛蒡 2 根，薏米 50 克，卞萝卜 1 根，冻豆腐 1 块

配料 姜、葱花、香菜、食盐各适量

步骤

1. 把牛蒡去皮后切片，薏米用温水泡至发胀，姜、卞萝卜、冻豆腐均切片。
2. 锅中倒入适量水，先放入牛蒡、薏米、姜片，再放入冻豆腐、卞萝卜，煮熟后放入食盐，撒上葱花、香菜即可。

TIPS 营养贴士 此汤具有排毒、增强免疫力、滋补调理、促进新陈代谢等功效。

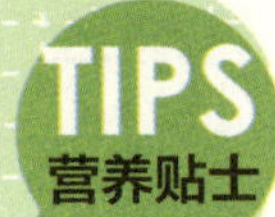

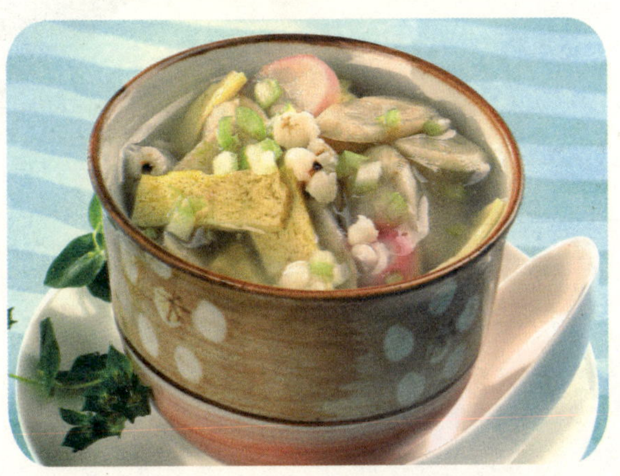